Daniel Brocard / Jean-François Laluque / Christian Knellesen
Bruxismus

Daniel Brocard
Jean-François Laluque
Christian Knellesen

BRUXISMUS

Mit einem Vorwort von
Daniel Rozencweig

Deutsche Übersetzung von
Dr. Julie Schröder

Quintessenz Verlags-GmbH
Berlin, Chicago, Tokio, Barcelona, Istanbul, London, Mailand, Moskau,
Neu-Delhi, Paris, Peking, Prag, São Paulo, Seoul, Warschau

Titel der französischen Originalausgabe:
„La gestion du Bruxisme"
© Quintessence International 2008
11 bis, rue d'Aguesseau, 75008 Paris
ISBN 978-2-912550-54-5

Die Abbildungen 1-1, 1-4, 1-5, 4-1, 4-20, 5-8 entstammen der Zeitschrift *Réalités Cliniques* (2005, vol 16 (1): 21-28). Abdruck mit freundlicher Genehmigung der *Information dentaire*.

Mit freundlicher Genehmigung des Herausgebers der Zeitschrift *Les cahiers de Prothèse* wurden die Abbildungen 6-60 und 6-62 der Ausgabe Dezember 2004; n° 128: 65-72 und die Abbildungen 3-7, 4-20, 6-10, 6-18, 6-69, 6-70, 6-71, 7-1, 7-2, 7-3, 7-5, 7-8 der Ausgabe November 1997, n° 100, 93-106 entnommen.

Bibliografische Information der Deutschen Bibliothek
Die Deutsche Bibliothek verzeichnet diese Publikation in der Deutschen Nationalbibliografie; detaillierte bibliografische Daten sind im Internet über <http://dnb.ddb.de> abrufbar.

Copyright © 2009 by Quintessenz Verlags-GmbH, Berlin

Dieses Werk ist urheberrechtlich geschützt. Jede Verwertung außerhalb der engen Grenzen des Urheberrechtsgesetzes ist ohne Zustimmung des Verlages unzulässig und strafbar. Das gilt insbesondere für Vervielfältigungen, Übersetzungen, Mikroverfilmungen und die Einspeicherung und Verarbeitung in elektronischen Geräten.

Druck und Bindung: Bosch Druck GmbH, Landshut-Ergolding

ISBN-13: 978-3-938947-76-0

Printed in Germany

Inhaltsverzeichnis

	Vorwort	1
1	Bruxismus – Definitionen	3
2	Ätiologie	9
3	Anamnese und klinische Untersuchung	13
4	Diagnostik	19
5	Behandlungsformen	29
6	Bruxismus und Zahnersatz	39
7	Bruxismus und kraniomandibuläre Dysfunktionen	69
8	Nachsorge und Perspektiven	77
9	Schlussfolgerungen	81
	Literaturverzeichnis	85
	Sachregister	89

Die Autoren

Dr. med. dent. Daniel Brocard

Doktor der Universität Paul Sabatier, Toulouse
Ehemaliger Assistent der zahnmedizinischen Fakultät, Bordeaux

Dr. med. dent. Jean-François Laluque

Ehemaliger Assistent der zahnmedizinischen Fakultät, Bordeaux

Prof. em. Dr. med. dent. Christian Knellesen

Emeritierter Professor der zahnmedizinischen Fakultät, Paris 5

Danksagung an unsere Freunde

am Collège National d'Occlusodontologie
am Zentrum für Parodontologie und Implantologie, Aquitanien
am Collège National d'Occlusodontologie, Aquitanien

Vorwort

Die „Zahnesser"

Viele Praktiker werden den Dres. Brocard, Laluque und Knellesen für ihre Erläuterungen zu diesem ebenso häufigen wie verwirrenden Leiden dankbar sein, zu dem Forschung und Klinik konträre Ansichten vertreten. Einen Konsens zum Umgang mit dieser Funktionsstörung gibt es nicht: Die Forschung lehnt eine Beteiligung der Okklusion ab, während die Kliniker, denen die Aufgabe zufällt, die geschädigten Zahnbögen zu rekonstruieren, zur Wahl der okklusalen Optionen beraten werden möchten.

Bruxismus ist eine beständige Herausforderung für die konservierende und prothetische Behandlung. Selbst perfekte Restaurationen können durch ihn gefährdet sein. Die Suche nach den „Verantwortlichen" erfolgt in der heutigen Gesellschaft selbst bei geringen Vorfällen immer systematischer (kontaminiertes Blut, nosokomiale Infektionen, Operationsfehler). Bei einem Bruxismuspatienten stellt sich bei jeder durch die Überbelastung beschädigten prothetischen Restauration die Frage nach der Haftbarkeit des Zahnarztes. Die Neigung zur „Bruxomanie" muss daher erkannt und schon zu Beginn der Therapie berücksichtigt werden.

Es ist wichtig zu wissen, dass ein Bruxismuspatient in bestimmten Alltagssituationen oder im Schlaf pathologische Unterkieferpositionen einnehmen kann, ohne dass okklusale Störkontakte vorhanden sind. Diese Positionen ergeben sich trotz einer perfekt balancierten Okklusion als Reaktion auf nervliche und psychische Spannungen.

Bruxismus ist keine Krankheit, sondern ein Symptom, das auf eine Abweichung vom üblichen Grad physiologischer Zahnkontakte schließen lässt, die sowohl die Intensität als auch die Frequenz betreffen kann. Er geht nachweislich mit einem erhöhten Muskeltonus einher und wird von uns als „psychomasseterisches Verhalten" gekennzeichnet, um seine Beteilung an der Entstehung von Parafunktionen und deren Folgen zu verdeutlichen.

Die auslösenden Faktoren des „Ticks" haben Folgendes gemeinsam: Störung der propriozeptiven Sensibilität, emotionale Instabilität, psychische Überlastung, linguale Dysfunktion, subjektive Okklusionsstörungen. Die empfundene Okklusion wird der sekundären, durch die dentale Destruktion bedingten Fehlstellung des Unterkiefers angepasst. Der Zahnarzt muss sich darüber im Klaren sein, dass die Wiederausrichtung der Okklusionsebene in erster Linie eine ausgeglichene desmodontale Propriozeption zum Ziel hat, die beim Patienten ein komfortables Gefühl und innere Ausgeglichenheit erzeugt. Er sollte sich keinen Zusammenhang zwischen okklusalen Interferenzen und der Auslösung von Bruxismusphasen vorstellen.

Von der Psychoanalytikerin Marie Bonaparte stammt der Gedanke, dass man die Zähne zusammenpresst, „wenn man jemanden beißen möchte, es aber nicht tun kann". „Die Zähne zusammenzubeißen," ist sowohl in übertragenem als auch in wörtlichem Sinn gleichzusetzen mit dem Phänomen, „die Zähne nicht auseinander zu kriegen". Solche Patienten lehnen es ab, Gefühle zu verbalisieren, die ihnen unangenehm sind. Diese psychische Haltung führt zu Spannungen und bietet eine Erklärung für die sich bei diesem Patiententyp so häufig abspielenden Situationen.

Besondere Aufmerksamkeit erfordern Fälle mit einem gravierenden Ausmaß an dentaler Destruktion (Brycose). Sie weist auf ein tief krankhaftes Verhalten hin und zeigt das Bestehen fest verankerter psychischer Störungen an. Es liegt auf der Hand, dass in solchen Fällen der Okklusionsbefund so weit von einer zentrischen Position entfernt ist, dass man sich leicht irreleiten lässt und einen Zusammenhang zwischen Malokklusion und Bruxismus zu erkennen meint.

Schließlich ist darauf hinzuweisen, dass der Patient sein Einverständnis mit der Behandlung schriftlich erklären sollte. Hiermit bestätigt er die erfolgte Aufklärung und verpflichtet sich zu aktiver Mitarbeit. Die Pflichten des Patienten umfassen das Tragen der Aufbissschiene, die Eigenkontrolle der Parafunktionen und die Konsultation eines Psychotherapeuten. In allen Fällen eines nachgewiesenen Bruxismus bleibt das durch schriftliche Zustimmung versicherte nächtliche Tragen der Okklusionsschiene einziges Mittel, um das Behandlungsergebnis zu erhalten und den Zahnarzt vor juristischen Schritten zu schützen.

Daniel Rozencweig

Bruxismus Definitionen

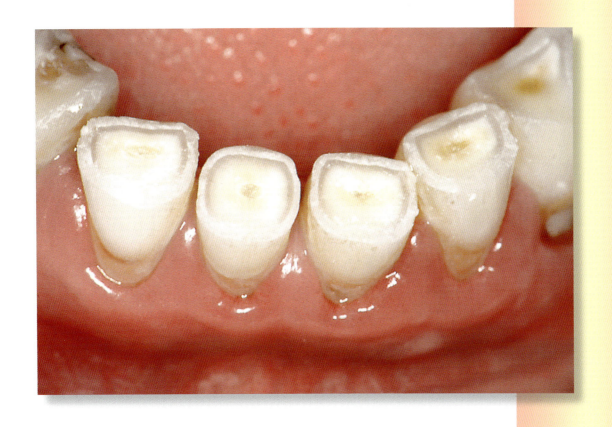

Bruxismus

Bruxismus ist eine generalisierte Erscheinung mit multipler Pathologie, deren erster Zeuge in der Regel der Zahnarzt ist (Abb. 1-1). Auf lokaler Ebene stört Bruxismus die natürliche Ordnung der Zähne und verursacht damit sowohl bei der konservierenden Behandlung als auch bei zahn- oder implantatgetragenen prothetischen Restaurationen erhebliche Schwierigkeiten (Abb. 1-2). Nicht selten trägt er ursächlich dazu bei, dass diese Schwierigkeiten in Behandlungsmisserfolge münden (Abb. 1-3).

Es handelt sich also um ein schwerwiegendes Problem, dass im Folgenden unter Berücksichtigung verschiedener ätiologischer Faktoren behandelt werden soll. Anschließend werden auf der Grundlage heutigen Wissensstandes und klinischer Erfahrung verschiedene Lösungen vorgeschlagen, mit denen sich die schädlichen Folgen des Bruxismus begrenzen lassen.

Bruxismus-Patienten stellen für den Zahnarzt eine große Herausforderung dar, da er zunächst das bestehende Risiko erkennen muss und dann gezwungen ist, eine gegebenenfalls indizierte Behandlung unter den spezifischen Gegebenheiten dieser Risikosituation durchzuführen.

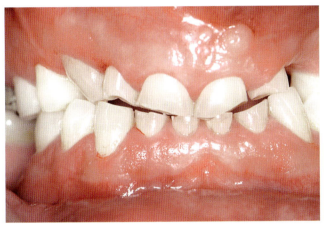

Abb. 1-1 Die parafunktionell bedingte Zerstörung der Zähne verändert die intermaxilläre Kieferrelation.

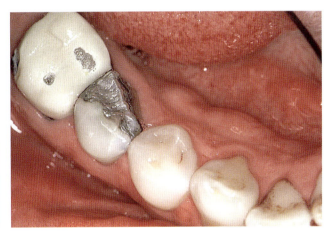

Abb. 1-2 Restaurationen leiden unter den aggressiven Auswirkungen des Bruxismus.

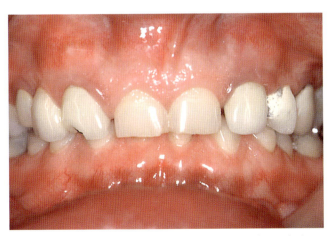

Abb. 1-3 Frakturen metallkeramischer Kronen in Zusammenhang mit einem Bruxismus.

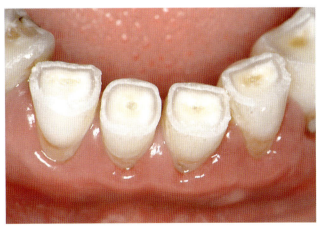

Abb. 1-4 Weit fortgeschrittene dentale Abnutzung.

1 Bruxismus – Definitionen

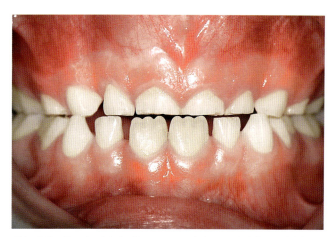

Abb. 1-5 Charakteristische Abnutzungserscheinungen bei einem 7-jährigen Kind mit Bruxismus.

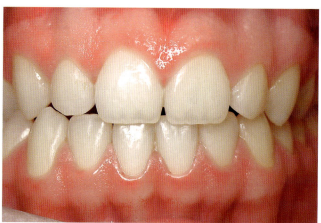

Abb. 1-6 Entwicklung der Okklusion bei demselben Patienten wie in Abbildung 1-5 im Alter von 17 Jahren ohne Anzeichen für ein Fortbestehen des Bruxismus.

Schon Hippokrates hatte behauptet, dass „die Abnutzung der Zähne die Verwirrung des Geistes widerspiegelt" (zitiert bei Rozencweig[65]). Dieser Aphorismus verdeutlicht das Ausmaß des Problems, das den rein zahnmedizinischen Horizont weit übersteigt, und lässt die Schwierigkeiten erahnen, die bei der Behandlung von Bruxismuspatienten auftreten können (Abb. 1-4). Zu Beginn des letzten Jahrhunderts beschrieben Karoly, Marie und Pietkiewicz „ein gleichzeitiges Vorliegen von Zähneknirschen und Schädigungen des zentralen Nervensystems" und schlugen den Begriff der „Bruxomanie" vor.[48]

Die meisten Autoren[22,23,37,43] geben für die epidemiologische Prävalenz von gelegentlichen Bruxismus-Episoden bei Erwachsenen Werte zwischen 6 und 20 % an. Auch der bei Kindern beobachtete Prozentsatz ist sehr hoch (Abb. 1-5 und 1-6).[53]

Einige Untersuchungen[7] scheinen zu belegen, dass in der Kindheit auftretender Bruxismus im Erwachsenenalter fortbesteht. Allerdings beobachten die meisten epidemiologischen Studien mit zunehmendem Alter eine Tendenz zur Abnahme des Bruxismus.[38]

Als parafunktionelle Aktivität zeigt Bruxismus seine Auswirkungen im kraniomandibulären Bereich. Im Speziellen ergibt sich ein gestörtes Okklusionsbild, das aus der veränderten Zahnanatomie resultiert.

Dentale Abnutzungserscheinungen sind für Zahnarzt und Patienten alarmierende Anzeichen eines bestehenden Bruxismus. In Abhängigkeit vom Bruxismustyp können sich darüber hinaus auch periphere Auswirkungen auf die orofaziale Muskulatur und das Kiefergelenk zeigen.

Die Beunruhigung der Patienten über die sichtbare Abnutzung der Zähne, ihre Fragen zur bisherigen Entwicklung und künftigen Prognose und die fortschreitende ästhetische und funktionelle Schädigung, zwingen den Zahnarzt, sich mit folgenden Aspekten auseinanderzusetzen:[31]

- Wie ist der Bruxismustyp hinsichtlich Form, Intensität, Dauer und Periodizität zu bewerten?
- Wie sind die verschiedenen pathologischen Auswirkungen auf die Zähne, auf den Kauapparat und auf die Peripherie einzuschätzen?
- Wie können bei Patienten, die ihre natürlichen oder restaurierten Zähnen übermäßigen Kräften aussetzen, notwendige prophylaktische oder restaurative Maßnahmen durchgeführt werden?

- Wie kann eine Prognose für kleinere oder größere Restaurationen gegeben werden, wenn die betroffenen Zähne oder Implantate unnatürlichen Belastungen ausgesetzt sind?
- Wie kann den Patienten – über eine Verbesserung der Eigenwahrnehmung und eine Umstellung der Gewohnheiten hinaus – dabei geholfen werden, die destruktiven Auswirkungen des Bruxismus auf ihre natürlichen oder restaurierten Zähne zu vermindern?
- Wie geht man mit einem Problem um, dessen Ursprung zentral zu suchen ist, während sich die Kompetenz des Zahnarztes auf die Bewältigung der Folgen des Bruxismus konzentriert?

Diese einleitenden Fragen zum Bruxismus zeigen die Dimensionen des Problems, und so muss bereits an diesem Punkt die Notwendigkeit eines ganzheitlichen Ansatzes und einer interdisziplinären Zusammenarbeit mit anderen medizinischen Spezialgebieten betont werden.

Das vorliegende Buch möchte dem Zahnarzt dabei helfen, Bruxismus als Problem in einem komplexen Rahmen zu verstehen, die betroffenen Patienten besser zu betreuen und die Grenzen der Behandlungsmöglichkeiten realistischer einzuschätzen, um so die Anzahl potentieller Misserfolge zu reduzieren.

Definitionen

Bruxismus ist der allgemeine Ausdruck zur Definition täglicher und nächtlicher parafunktioneller Aktivitäten, welche Knirschen, Reiben, Klappern und Pressen der Zähne einschließen.[54] Knirschen und Reiben sind Manifestationen ein und desselben parafunktionellen Phänomens, wobei ersteres häufig mit Geräuschbildung einhergeht.

Es existieren zwei Formen: der Bruxismus des Wachzustandes und der Bruxismus im Schlaf. Einige Personen üben ihren Bruxismus tagsüber in Momenten nervlicher Anspannung aus, andere wiederum wenn sie schlafen. Erwachsene können Tagesbruxismus, nächtlichen Bruxismus oder auch eine Kombination beider Formen zeigen. Kinder hingegen „bruxen" im Allgemeinen nur nachts.[68]

- Für das *Collège National d'Occlusodontologie* ist Bruxismus ein Verhalten, welches durch eine unbeabsichtigte kontinuierliche (Pressen der Zähne) oder rhythmische (Zähneknirschen) motorische Aktivität der Kaumuskulatur gekennzeichnet ist.[11]
- Nach Rozencweig ist Bruxismus durch unbeabsichtigte, unbewusste Kontraktionen der Kaumuskulatur jenseits der physiologischen Funktion charakterisiert.[65]
- Die amerikanische *American Academy of Psychiatry* wertet Bruxismus als Verhaltensstörung.
- Die *American Academy of Orofacial Pain* ordnet Bruxismus den kraniomandibulären Dysfunktionen zu.[54]
- Für die *American Academy of Sleep Medicine* ist Bruxismus eine Parasomnie, die sich durch stereotype rhythmische Bewegungsabläufe mit Zahnkontakten auszeichnet.

Parasomnien sind Störungen des Schlafes und umfassen Albträume, Enuresie, Somnambulie, Somniloquie und Bruxismus.

Kato schlug kürzlich folgende Definition vor: „Nächtlicher Bruxismus stellt eine Parasomnie und parafunktionelle orale Aktivität dar, welche durch eine tonische Aktivität (Pressen der Kiefer) und/oder eine sich wiederholende phasische Aktivität der Kaumuskulatur (Knirschen) charakterisiert ist."[28]

Ferner kennzeichnet er die Unterschiede zwischen primärem Bruxismus idiopathischen Ursprungs und sekundärem mit iatrogenem Auslöser. Die primäre Form umfasst die Auswirkungen des Pressens am Tag sowie nächtlichen Bruxismus (Pressen und Knirschen) ohne medizinische Ursache. Die sekundäre hingegen steht mit einer neurobiologischen oder psychiatrischen Erkrankung, mit Schlafstörungen oder der Einnahme von Medikamenten in Zusammenhang.

Von den ersten Definitionen, die sich hauptsächlich auf die Okklusion und muskuläre Kontraktionen beziehen, entwickeln sich die heutigen Vorstellungen hin zu einer stärkeren Berücksichtigung von Verhaltensaspekten und den Erkenntnissen im Bereich der Schlafstörungen.[36,37,39]

Schlaf ist ein aktiver Zustand, der mehr als 30 % unserer Zeit in Anspruch nimmt. Er ist ein wichtiger Verhaltensbestandteil für das Überleben und das Wohlbefinden des Individuums.[2]

Der Schlaf setzt sich aus einer Abfolge von Phasen zusammen, die mittels zerebraler (EEG), kardialer (EKG) und muskulärer (EMG) Analyse sowie einer solchen der Augenbewegungen dargestellt werden können. Spezialisten unterteilen den Schlaf in REM- und NREM-Schlaf *(rapid eye movements/ non rapid eye movements)*. Dabei werden verschiedene Phasen unterschieden: Der NREM-Schlaf gliedert sich in leichten Schlaf (Stadium 1 und 2) und tiefen Schlaf (Stadium 3 und 4). Die REM-Stadien entsprechen dem paradoxen Schlaf, welcher die Traumperioden mit einschließt.[8] Die verschiedenen Stadien des Schlafes reihen sich während eines Zeitraumes von ungefähr 90 Minuten aneinander und wiederholen sich 4 bis 5 Mal auf unregelmäßige Art und Weise.

Man hat zunächst vermutet, dass die Bruxismus-Aktivität in den paradoxen Schlafphasen stattfindet. Doch scheint sie eher in die Phasen 1 und 2 des NREM-Schlafes zu gehören und damit Mikro-Wachepisoden zugeordnet werden zu können, die mit Körperbewegungen und einer vorübergehenden Herzrhythmusbeschleunigung einhergehen.[28]

Ätiologie

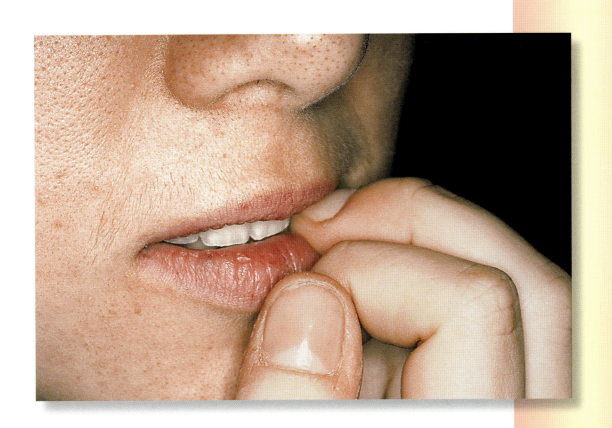

Ätiologie

Die Ätiologie des Bruxismus ist nicht eindeutig geklärt. Es besteht jedoch Einigkeit darüber, dass seine Ursachen multifaktorieller Natur sind.[44]

Lange Zeit hat man okklusale Faktoren[60] favorisiert und in bestehenden Interferenzen die Auslöser für die verschiedenen Bruxismusformen gesehen.

Rugh[67] konnte jedoch durch Erzeugung experimenteller Interferenzen zeigen, dass die Malokklusion nur eine sekundäre Rolle in der Ätiologie des Bruxismus spielt und dass okklusale Korrekturen die parafunktionellen Vorgänge nicht beeinflussen.

Die Berücksichtigung des Persönlichkeitstyps[22] und des Stressgrades des Patienten[70] hat sich schnell durchgesetzt.

Dementsprechend werden heute die peripheren ätiologischen Faktoren, wie Okklusion oder anatomische Anomalien, zugunsten psychosozialer Verhaltenskomponenten und psychopathologischer Faktoren vernachlässigt.

Psychosoziale Verhaltenskomponenten

Viele Autoren haben eine Zunahme der Bruxismusaktivität mit steigendem Stress nachgewiesen.[23] In einer inzwischen schon älteren Studie konnten Rugh und Solberg den Anstieg muskulärer Kontraktionsintensität in Abhängigkeit vom jeweiligen Erleben zeigen, indem sie vom Bruxismus betroffene Patienten Stresssituationen unterschiedlichen Niveaus aussetzten.[69,74]

Slavicek spricht von Bruxismus als einem „Stressventil".[73]

Mehrere aktuelle Studien dokumentieren die Möglichkeit eines kausalen Zusammenhangs zwischen Bruxismus und psychosozialen Faktoren.[1,81,83] Der psychosomatische Zusammenhang wird heute allgemein anerkannt.

Psychopathologische Faktoren

Die zur Erklärung der Ätiologie des Bruxismus in Betracht gezogenen psychopathologischen Faktoren betreffen im Wesentlichen den Bruxismus im Schlaf.

Die motorische Aktivität der Kaumuskulatur während der Phasen des nächtlichen Bruxismus stellt demnach eine Antwort auf sehr kurze Wachphasen dar, die von der betroffenen Person nicht wahrgenommen werden.[28]

Auf Anregung von Lavigne hat sich die Forschung seit einigen Jahren verstärkt auf die Neurophysiologie hin ausgerichtet. Die Mechanismen des Verschwindens sowie der Persistenz des Bruxismus sollen aus der Wirkung einiger Neuromediatoren wie Dopamin und Serotonin erklärt werden:

- Dopamin und Serotonin sind Neurotransmitter, die die Kommunikation zwischen den Neuronen gewährleisten.
- Dopamin ist an der Vermittlung von Lust, Freude und Bewegung beteiligt. Ein Defizit an Dopamin findet sich beim mit Bewegungsstörungen einhergehenden Morbus Parkinson oder bei Schizophrenie.

- Serotonin spielt bei der Steuerung von Schlaf, Appetit und Humor eine Rolle. Eine Mangel ist bei Angstzuständen oder während depressiver Phasen nachweisbar.
- Dopamin wurde als kausaler Faktor für Bruxismus vorgeschlagen, mit der Begründung, dass die Gabe dopaminerger Psychostimulantien (z. B. Amphetamine) Bruxismus verstärkt.[38]
- Das dopaminerge System wurde in den Mittelpunkt gestellt, weil es bei der Regulierung stereotyper Bewegungen und der Kontrolle motorischer Störungen während des Schlafes eine bedeutende Rolle spielt.[8]

Die vielversprechende Idee von Dopamin als ätiologischem Bruxismus-Faktor wird jedoch inzwischen vorsichtiger beurteilt:[46] Selektive Serotonin-Wiederaufnahmehemmer haben einen direkten Einfluss auf das dopaminerge System. Als Antidepressiva (z. B. Prozac®) werden sie häufig verordnet. Langfristig angewendet könnten sie einen Bruxismus hervorrufen und/oder unterhalten.[45]

Mithilfe polysomnographischer Untersuchungen konnte gezeigt werden, dass nächtlicher Bruxismus in Verbindung mit Mikro-Aufwachphasen steht. Diese sind auf eine Aktivierung des zentralen autonomen Nervensystems zurückzuführen, die motorische Aktivitäten mit sich bringt.[28] Die motorische Aktivität der Kaumuskulatur, häufig gepaart mit anderen unkoordinierten Bewegungen, wird durch eine Erregung kortikaler Schichten ausgelöst.

Einige Hypothesen ziehen eine genetische Prädisposition für Bruxismus in Betracht,[25] aber der Vererbungsmechanismus ist nicht geklärt. Klinisch kann man zwar einen familiären Bruxismus von Eltern, Kindern und Geschwistern beobachten, doch handelt es sich hierbei nicht um wissenschaftlich verwertbare Erkenntnisse.

Berichtet wurden ferner Zusammenhänge mit dem Genuss von Alkohol, Tabak und verschiedenen Drogen sowie mit der Einnahme bestimmter Medikamente.[85]

Bruxismus findet seinen Ursprung also in gewissen zerebralen Traumatismen und kann mit psychischen und neurologischen Krankheiten (Epilepsie, Morbus Parkinson u. a.) assoziiert sein.[46]

Dementsprechend versucht eine Vielzahl von Forschungsarbeiten, die nicht eindeutig geklärten ätiologischen Faktoren für Bruxismus genauer zu definieren.

Angst und psychosoziale Faktoren stellen sicherlich einen wichtigen ursächlichen Aspekt dar, psychische Reaktionen auf Stress sind Hauptelemente. Die signifikante Beteiligung des zentralen Nervensystems ist heute allgemein anerkannt.[44]

Anamnese und klinische Untersuchung

3

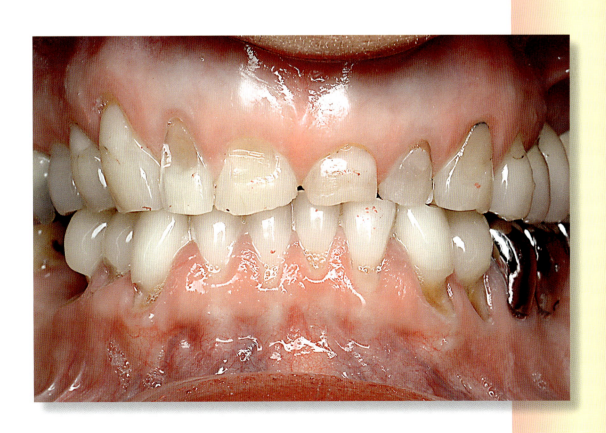

Anamnese und klinische Untersuchung

Bruxismus-Patienten sind für den Zahnarzt Risikopatienten. Egal in welcher Form, Periodizität und Intensität die Zahnkontakte erfolgen, sie werden die dentalen Strukturen und Restaurationen stark beanspruchen. Um die natürlichen und restaurierten Zähne bei solchen Patienten schützen zu können, muss der Zahnarzt diese als Risikopatienten erkennen.

Das Wissen um den bedeutenden psychosozialen Anteil am Bruxismus sollte zu einer ganzheitlichen Beurteilung der Patienten führen. Mithilfe eines gut durchgeführten Anamnesegesprächs wird es möglich, den Stellenwert der psychologischen Faktoren einzuschätzen.[17]

Das idealerweise antiautoritär geführte Anamnesegespräch ermöglicht eine biopsychosoziale Entwicklung und legt den Grund für eine empathische und therapeutische Beziehung zu dem Patienten. Für eine genauere Diagnostik und eine im besten Fall verbesserte Prognose ist dies unentbehrlich.[59] Es gilt, unter den Patienten diejenigen herauszufiltern, welche unter anderem einen Zustand von Stress, Angst, Beklommenheit oder auch depressive Tendenzen zeigen.

Um den Lebensstil des Patienten einschätzen zu können, sollte man sich an folgenden Aspekten orientieren: berufliche Überbeanspruchung und hoher Stressfaktor, gewohnheitsmäßige abendliche Einnahme von Aufputschmitteln (Alkohol, Kaffee, Drogen), gewisse Medikationen (Neuroleptika). Die jeweilige Lebenssituation kann außerdem durch äußere Faktoren, wie Todesfall, Scheidung, Kündigung erschwert sein.

> Die systematische Suche nach folgenden Zeichen und Symptomen erlaubt es, die Therapie mit größerer Vorsicht in Angriff zu nehmen:
>
> - Knirschen als akustisches Anzeichen, das den Lebenspartner aufhorchen lässt
> - Abnutzungserscheinungen der Zähne in ihren unterschiedlichen Formen
> - koronare oder koronoradikuläre Risse oder Frakturen
> - Frakturen an restaurativen Materialien
> - erhöhte Zahnsensibilität
> - kraniomandibuläre Schmerzen
> - muskuläre Verspannungen (besonders morgens) mit oder ohne Myalgien[66]
> - Hypertrophie der Kieferschließer
> - Kopfschmerzen[28,63]
> - chronische orofaziale Schmerzen
> - Einbissspuren an Wangen, Lippen und lateralem Zungengrund
> - Onychophagie und andere parafunktionelle Angewohnheiten

Es gibt zwar keinen kausalen Zusammenhang zwischen diesen Zeichen und dem Bruxismus, aber ihre Beteiligung oder Anwesenheit sollten uns alarmieren.

Die sich anschließende klinische Untersuchung sollte mit besonderem Fokus auf Kiefergelenk, orofaziale Muskulatur sowie intraoralen und dentalen Befund sehr aufmerksam durchgeführt werden:

- Untersuchung der Unterkieferbewegungen hinsichtlich ihrer Qualität (Limitation, Deviation, Vorspringen) und Quantität (maximale Mundöffnung, Pro- und Laterotrusionsbewegung)
- Auskultation des Kiefergelenks auf Artikulationsgeräusche bei Kondylusverlagerungen
- Palpation des Kiefergelenks und der orofazialen Muskulatur, um Schmerzpunkte und Bereiche peripherer Schmerzauslösung festzustellen
- Auswertung der Vertikaldimension
- Intraorale Untersuchung:
    - Zahnmorphologie
    - statische und dynamische Okklusionsverhältnisse (Abb. 3-1 und 3-2)

Die klinische Untersuchung deckt ferner zwei charakteristische Situationen auf, die sehr wahrscheinlich in Bezug zur Bisslage (Angle-Klassen) stehen. Die Frontzähne weisen entweder „horizontale"

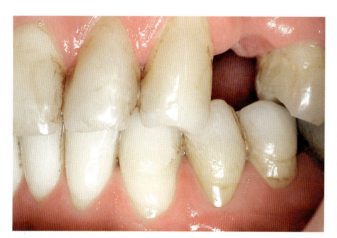 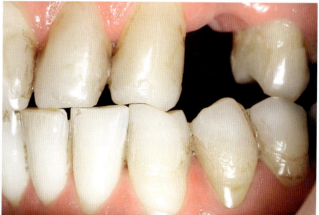

Abb. 3-1 und 3-2 *Die aufmerksame Betrachtung der veränderten koronaren Morphologie sollte uns auf eventuelle Parafunktionen hinweisen. Eine Analyse der statischen und dynamischen Okklusion macht die für den Ersatz des fehlenden Prämolaren ungünstigen Platzverhältnisse deutlich.*

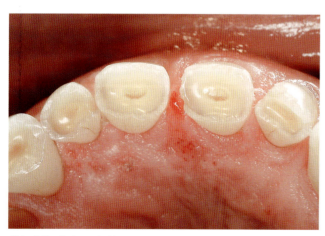 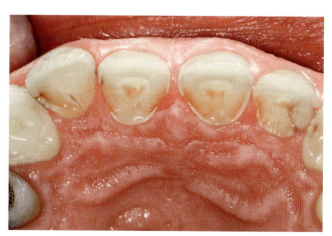

Abb. 3-3 *Horizontale Abnutzung.* **Abb. 3-4** *Vertikale Abnutzung.*

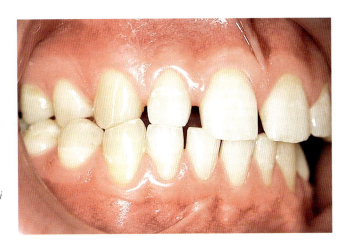

Abb. 3-5 Fortgeschrittene parafunktionell bedingte Schlifffacetten bei einem 14-jährigen Jugendlichen, die denen eines 40-jährigen Erwachsenen entsprechen.

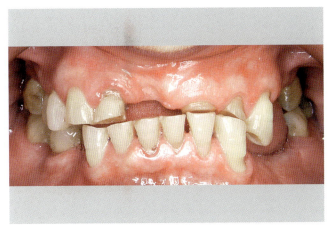

Abb. 3-6 Wunsch nach prothetischer Versorgung in einer Risikosituation.

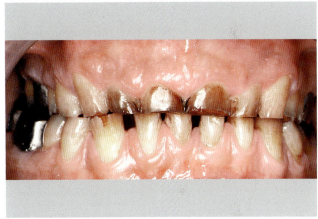

Abb. 3-7 Kein Behandlungswunsch im Falle eines Patienten, der sich an die Situation gewöhnt hat.

Schlifffacetten mit einer mehr oder minder gravierenden Reduktion der klinischen Zahnlänge (Abb. 3-3) auf oder zeigen eine kaum veränderte vestibuläre Fläche mit „vertikalen" Schlifffacetten der palatinalen Seite. Dabei lässt sich häufig die durchschimmernde Pulpakammer erkennen (Abb. 3-4).[75]

Schließlich muss durch eine Synthese des Anamnesegespräches und der klinischen Untersuchung der Entwicklungscharakter des Bruxismus bewertet werden: Dokumentation der ersten Bruxismusepisoden, Bezeugung durch den Lebenspartner, Verknüpfung mit bestimmten Ereignissen, etc. Das Verhältnis zwischen dem Grad der dentalen Destruktion und dem Alter des Betroffenen muss bei einem 30-jährigen Patienten anders beurteilt werden als bei einem 65-jährigen (Abb. 3-5).

Die Bewertung der Risikofaktoren und ihre Berücksichtigung werden im Falle eines Patienten mit ästhetischem und funktionellem Rehabilitationswunsch (Abb. 3-6) völlig anders sein, als bei einem Patienten, der sich mit der erworbenen Situation arrangiert hat (Abb. 3-7). Aus der langsamen und üblicherweise asymptomatischen Entwicklung des Bruxismus erklärt sich, dass die Patienten häufig erst spät und mit zum Teil bereits beträchtlichen Zerstörungen der Zähne vorstellig werden.

Diagnostik

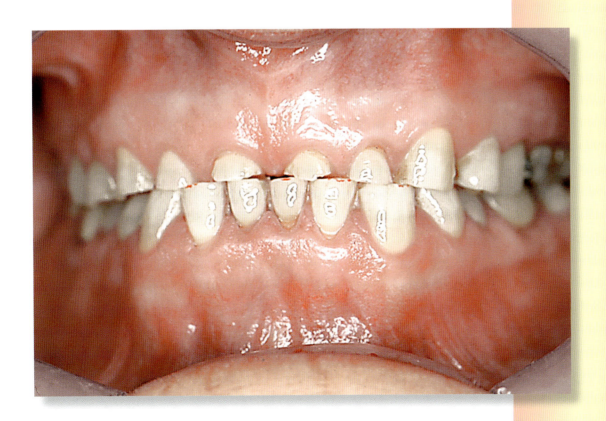

4

Diagnostik

Klinische Diagnostik

Die Bruxismus-Diagnostik erfolgt im Wesentlichen ausgehend von der Beobachtung und Analyse der klinischen Zeichen. Man sollte Folgendes aufmerksam beachten:

- Verhalten des Patienten (Abb. 4-1)
- unterschiedliche Stadien der Abnutzung der Zähne sowie deren destruktive Auswirkungen (Abb. 4-2 und 4-3), eventuelle Risse (Abb. 4-4 und 4-5) und Frakturen der Zähne, wobei die Frakturen in koronare (Abb. 4-6) und koronoradikuläre (Abb. 4-7) unterteilt werden können
- Hypertrophie der Kieferschließer (Abb. 4-8)
- Exostosen, deren Entstehung durch eine Weiterleitung der Überbeanspruchung auf die Kiefer begünstigt wird (Abb. 4-9 und 4-10)

Außerdem lassen sich bei Patienten mit Bruxismus vom Typ Pressen auf radiologischen Aufnahmen mitunter konkave knöcherne Umbauprozesse im Bereich der Kieferwinkel an den Ansatzstellen des *M. masseter* und des *M. pterygoideus medialis* (Abb. 4-11) erkennen.

Abnutzung der Zähne

Die Abnutzung der Zähne ist das wesentliche mit Bruxismus assoziierte klinische Zeichen.
 Aber auch ohne Bruxismus finden sich an allen Zähnen mehr oder minder markante Schlifffacetten auf den Funktionsflächen, im Bereich der Front- und Eckzähne (Abb. 4-12) ebenso wie im Seitenzahnbereich (Abb. 4-13 und 4-14).[24,86,87]
 Bei maximaler Interkuspidation liegen die Okklusionskontakte auf den Schlifffacetten. Mit zunehmender Abrasion steigert sich gleichzeitig auch die Ausdehnung der Kontaktflächen und Facetten.

> Woda betont, dass die Abnutzung der Zähne ein physiologisches Phänomen ist. Das Vorliegen von Abrasionsfacetten weist nicht zwangsläufig auf einen bestehenden Bruxismus hin.[87]

Das Vorliegen okklusaler Interferenzen kann in Verbindung mit psychischen Anspannungsphasen zur Ausbildung von sich pathologisch entwickelnden Abnutzungsflächen beitragen.
 Die aufmerksame Beobachtung der Zahnmorphologie und die Befragung des Patienten zum Grad seiner psychischen Anspannung liefern entscheidende Anhaltspunkte zur differentialdiagnostischen Abgrenzung zwischen physiologischer und sich pathologisch entwickelter Abnutzung.
 Seit langer Zeit werden immer wieder Vorschläge zur Klassifizierung der verschiedenen Stadien der Abnutzung gemacht.[33] Die von Rozencweig vorgeschlagene Klassifikation ist besonders interessant, da sie Auswirkungen auf die Diagnostik hat und eine Orientierung für die Therapie des Patienten bietet.[65]

Stadium 1	Die Abnutzung beschränkt sich auf den Schmelz und weniger als 3 antagonistische Zahnpaare.
Stadium 2	Punktförmige Abnutzung von Schmelz und Dentin, weniger als 6 antagonistische Zahnpaare sind betroffen.
Stadium 3	Komplette Abnutzung von Schmelz und Dentin, mehr als 6 antagonistische Zahnpaare sind betroffen.
Stadium 4	Die Abnutzung erstreckt sich über die Krone hinaus.

Für die Stadien 3 und 4 schlägt Rozencweig den Begriff „Brycose" vor. Er nimmt an, dass bei der Entwicklung von den Stadien 1 und 2 hin zu den Stadien 3 und 4 eine psychologische Komponente ursächlich beteiligt ist.

Je nach ihrer spezifischen Ätiologie können dentale Abnutzungen unterschiedliche Formen annehmen. Die Literatur unterscheidet zwischen Abrasion, Erosion und Attrition:

- Abrasion ist eine aus physiologischen Vorgängen (genauer gesagt aus Kaubewegungen) resultierende Abnutzungserscheinung. Sie ist die Folge der Gebissentwicklung in Abhängigkeit von physiologischen funktionellen Aktivitäten, das heißt den Okklusionswegen, die sich aus den Unterkieferbewegungen ergeben.
Mit der Zeit lässt sich besonders auf den Führungsflächen der Zähne das Auftreten von Schlifffacetten beobachten. Diese können bis zu einer Umorganisation der okklusalen Bewegungsabläufe führen. Beispielsweise kann sich innerhalb einiger Jahre eine ursprüngliche Frontzahnführung in eine breite Gruppenführung verwandeln, ohne dass Okklusionsstörungen oder Probleme mit dem Kiefergelenk auftreten. Diese physiologischen Abnutzungen werden vollständig akzeptiert und adaptiert (Abb. 4-15).[71]

- Erosionen entstehen durch chemische Noxen, im Speziellen durch den Kontakt der Zahnoberflächen mit sauren Stoffen. Essgewohnheiten, bei denen der Verzehr von Speisen oder Getränken mit sehr niedrigem pH-Wert eine wichtige Rolle spielt, verursachen oder unterstützen eine Zerstörung der Zähne.
Auch andere Faktoren (beispielsweise gastroösophagealer Reflux) spielen eine wichtige Rolle beim Auftreten dentaler Erosionen. In einigen Fällen sind Anomalien der Speichelzusammensetzung verantwortlich gemacht worden. Bei Erosionen chemischen Ursprungs finden sich konkave Abnutzungen mit abgerundeten Oberflächen (Abb. 4-16), die jedoch nicht antagonistisch auftreten (Abb. 4-17 und 4-18). Restaurationen bleiben in der Regel unversehrt (Abb. 4-19). Der Verlust an Zahnsubstanz schreitet rasant fort.

- Attrition ist der Begriff für die beim Bruxismus vorliegende parafunktionelle Abnutzung. Die Abnutzungen sind Folge der Überlastung während der wiederholten funktionslosen Bewegungen.
Beim Vorliegen von Attritionen zeigen sich plane Oberflächen, durch die Einwirkung der mandibulären Antagonisten hervorgerufene Spuren oder Einkerbungen palatinal an den Oberkieferzähnen, antagonistische Abnutzungen, abradierte oder frakturierte Restaurationen sowie mehr oder weniger unbeschädigte vestibuläre Facetten. Die Veränderung der Zähne schreitet langsam fort (Abb. 4-20).

Diagnostik des Bruxismus 4

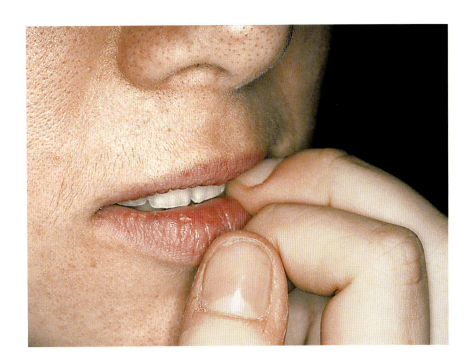

Abb. 4-1 Parafunktionelle Ticks und Manien werden aus dem Anamnesegesprächs und durch Beobachtung des Patienten erkannt.

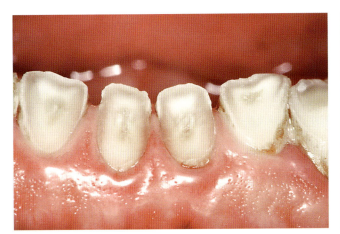

Abb. 4-2 Weit fortgeschrittene und stark verstümmelnde Abnutzung der Zähne aufgrund von langjährigem schweren Bruxismus

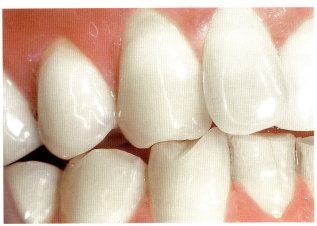

Abb. 4-3 Diskrete Schlifffacetten im Bereich der Eckzähne und Prämolaren aufgrund beginnenden habituellen Knirschens in lateraler Richtung.

Für die Diagnostik sowie für den einzuschlagenden Behandlungsweg ist es wichtig, zwischen Attritionen parafunktionellen Ursprungs und Erosionen chemischen Ursprungs zu differenzieren. Zusätzliche wertvolle Informationen können sich aus der Analyse eines Situationsmodells ergeben (Abb. 4-21).

Die Abnutzung der Zähne ist ohne Zweifel das am einfachsten wahrzunehmende Anzeichen für einen Bruxismus. Paradoxerweise ist es jedoch für eine Diagnosestellung ungenügend.

4 Diagnostik des Bruxismus

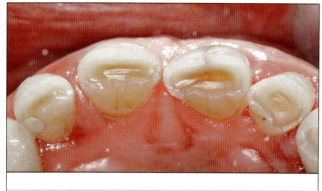

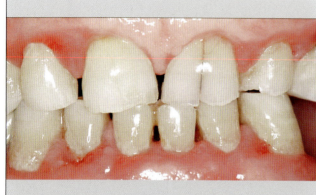

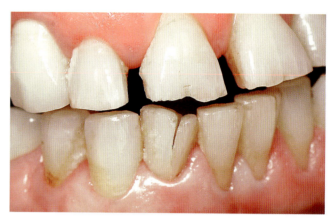

Abb. 4-4 und 4-5 Frakturen und Schmelzrisse offenbaren anormale und parafunktionelle Okklusionskontakte.

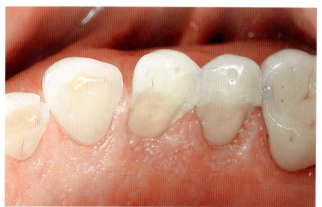

Abb. 4-6 Kronenfrakturen infolge nächtlichen Knirschens.

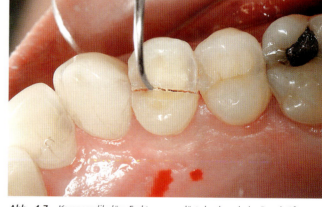

Abb. 4-7 Koronoradikuläre Fraktur, ausgelöst durch zu hohe Presskräfte.

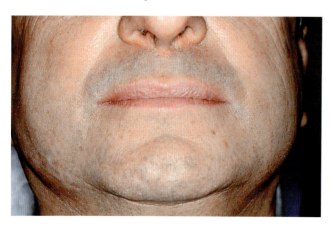

Abb. 4-8 Muskuläre Hypertrophie.

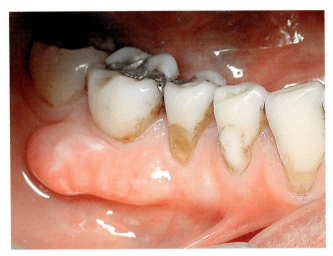
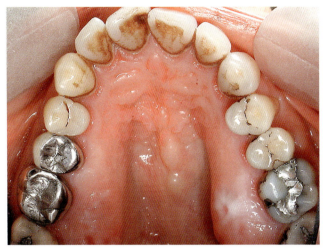

Abb. 4-9 Vestibulär imponierende Unterkieferexostose in einem Fall von beträchtlichem Bruxismus. Schlifffacetten und zervikale Defekte an den Zähnen.

Abb. 4-10 Bilaterale maxilläre Exostosen.

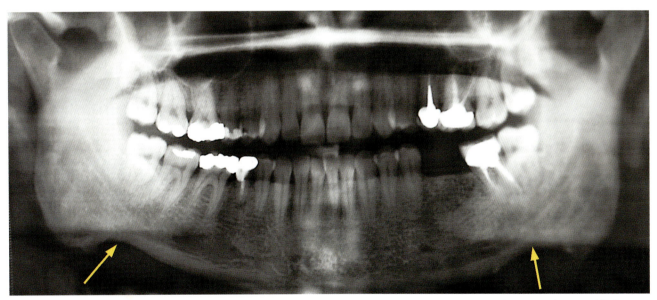

Abb. 4-11 Deutliche bilaterale Einziehungen des Unterkieferrandes bei einem Presser. Außerdem lassen sich bei diesem Patienten kondyläre Remodellationsprozesse festzustellen.

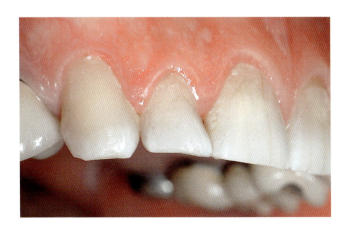

Abb. 4-12 Adaptive physiologische anteriore Schlifffacetten.

4 Diagnostik des Bruxismus

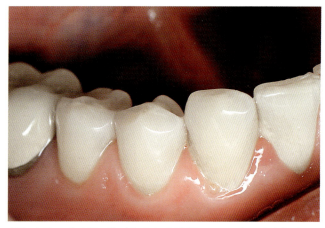
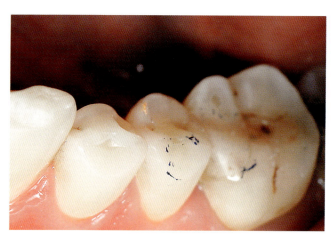

Abb. 4-13 und 4-14 Physiologische Schlifffacetten an den Arbeitshöckern.

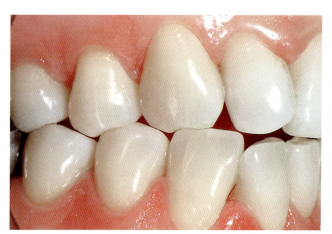

Abb. 4-15 Die Abrasion der Eckzahnspitze hat zur Entwicklung einer Gruppenführung geführt.

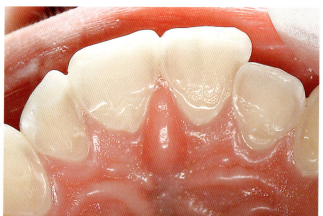

Abb. 4-16 Konkave Erosionen chemischen Ursprungs an den Palatinalflächen der oberen Frontzähne.

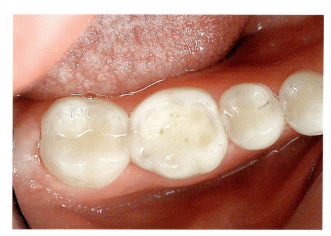

Abb. 4-17 Chemisch bedingte konkave Erosionen am ersten Unterkiefermolar.

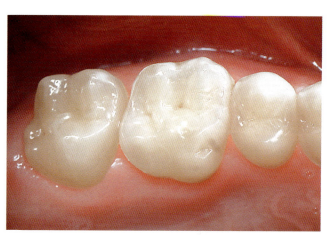

Abb. 4-18 An den antagonistischen Oberkiefermolaren finden sich keine korrespondierenden Abnutzungen.

Diagnostik des Bruxismus 4

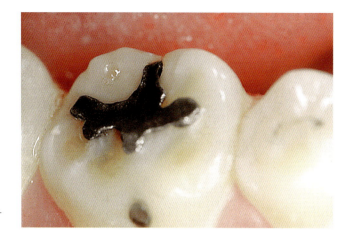

Abb. 4-19 Schmelz-Dentin-Erosion chemischen Ursprungs um eine erosionsresistente Amalgamfüllung.

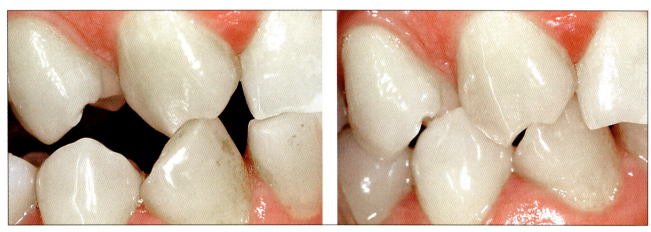

Abb. 4-20 Spiegelbildliche Abnutzung der antagonistischen Zähne.

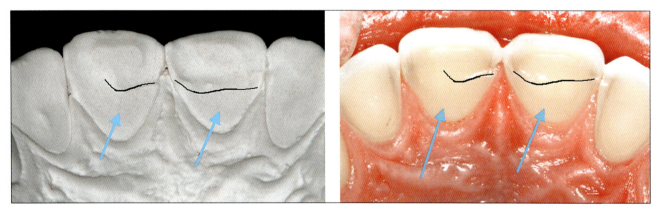

Abb. 4-21 Die klinische Untersuchung dient der Differentialdiagnose zwischen Attrition und Erosion. Attritionen parafunktionellen Ursprungs stellen sich je nach Reibungsintensität mehr oder weniger plastisch dar (die Ausdehnung ist durch die schwarzen Linien gekennzeichnet). Chemisch bedingte Erosionen rufen bei einer größeren Zahngruppe buchstäblich eine Ausradierung der Zahnanatomie über die funktionellen Areale hinaus (Pfeile) hervor, und tragen so zur Ausbildung breiter planer Flächen bei.

Diagnostik im Labor

Zusätzliche Untersuchungen im Schlaflabor ermöglichen eine Verfeinerung der Diagnostik und die genaue Abgrenzung der Form des Bruxismus. Beim Knirschen werden in der elektromyographischen Aufzeichnung andere motorische Aktivitäten registriert als beim Pressen.[82]

Solche Aufzeichnungen können mithilfe von tragbaren Elektromyographen auch ambulant gewonnen werden, was den Vorteil bietet, dass die Bruxismusformen in unterschiedlichen Tagesabschnitten und in der gewohnten Umgebung des Patienten bewertet werden können.

Aber vor allem die Aufzeichnung der rhythmischen Kaumuskelaktivität im Verlauf polysomnographischer Untersuchungen macht es möglich, den Bruxismus zu charakterisieren und die mit ihm assoziierten Schlafstörungen zu analysieren.[39] Mit den Audio- und Videoaufnahmen lassen sich dann auch die tonischen Kontraktionsphasen und die das Knirschen auslösenden Momente objektivieren.

Aufgrund der Schwankungen in den Bruxismusepisoden haben solche Laboruntersuchungen allerdings nur eine komplementäre Bedeutung und dürfen auf keinen Fall zur Vernachlässigung der Ergebnisse der Anamnese und der klinischen Untersuchung verleiten. Es bleibt festzuhalten, dass diese Untersuchungen vor allem der Forschung dienen und in der täglichen Klinik gegenwärtig nur sehr eingeschränkt anwendbar sind.

Behandlungsformen

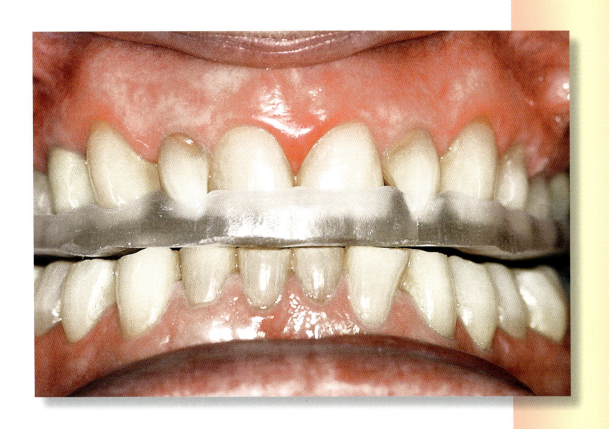

Behandlungsformen

Therapie

Vor der Planung des therapeutischen Ansatzes im Falle einer Bruxismusdiagnose sollte zunächst der vorliegende parafunktionelle Typ bestimmt werden:

- Zeigt sich der Bruxismus während des Wachzustandes oder im Schlaf?
- Tritt er permanent, passager oder okkasionell auf?
- Ist der Patient sich des Bruxismus bewusst?
- Handelt es sich um Knirschen oder Episoden von Pressen?

> Da die Annahme einer zentralen Ätiologie den Vorrang vor Hypothesen hinsichtlich peripherer Ursachen und insbesondere der dentalen Okklusion hat, muss nochmals betont werden, dass unser therapeutisches Handeln die Auswirkungen des Bruxismus auf Zähne und Kauapparat nur reparieren oder limitieren kann.

Bei der Restauration zerstörter Zähne muss der Aufwand der angestrebten Behandlung im Gleichgewicht mit der Unmöglichkeit stehen, eine ätiologische Therapie einzuleiten.

Angesichts dessen ist die Frage berechtigt, ob der Zahnarzt sich an der Bruxismustherapie mit einer gewissen Wirksamkeit und somit einem reellen Vorteil für den Patienten beteiligen kann. Maßnahmen auf dentalem Niveau sind nur eine Komponente bei der Bewältigung des Leidens. Ihre Effektivität ist äußerst beschränkt und sie dienen lediglich der häufig geforderten Reparatur des ästhetischen Schadens oder der durch die Abnutzung der Zähne verursachten funktionellen Einschränkung (Abb. 5-1 bis 5-4).

Bevor das zahnärztliche Instrumentarium zum Einsatz kommt, muss der Patient sich seines Bruxismus bewusst werden. Die Wahrnehmung der Parafunktionen ist eine unentbehrliche Vorraussetzung für die Durchführung der Behandlung und beeinflusst die Prognose stark.

Zu diesem Zweck muss man dem Patienten dabei helfen herauszufinden, welcher parafunktionelle Typ (Pressen/Knirschen) vorliegt, zu welchem Zeitpunkt (tagsüber/nachts) und mit welcher Periodizität der Bruxismus präsent ist. Es handelt sich hierbei um einen wichtigen Behandlungsschritt, bei dem erste Ratschläge zur Limitierung der Verkrampfungen gegeben werden können, vor allem wenn diese tagsüber auftreten. Das Arbeiten am Computer, Autofahren oder eine anstrengende Lektüre sind Beispiele alltäglicher Situationen, in denen sich der Bruxismus bevorzugt zeigt, ohne dass der Patient sich seiner bewusst ist. Erst wenn der Patient sein Verhalten selbst wahrnimmt, kann diejenige Therapie angeschlagen werden, die ihm am besten hilft. Häufig ist hierfür eine Zusammenarbeit mit anderen Spezialisten notwendig.

> **Der therapeutische Ansatz: Einteilung in 4 Stufen**
> I Verhaltensansatz, der die psychosozialen Aspekte berücksichtigt
> II Pharmakologischer Ansatz
> III Dentaler Ansatz, reversibel und noninvasiv
> IV Dentaler Ansatz, irreversibel bei Indikation zu einer okklusofunktionellen Rehabilitation

5 Behandlungsformen

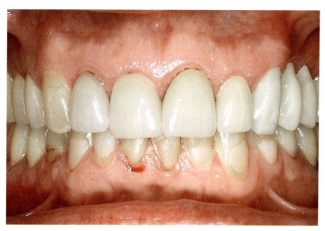 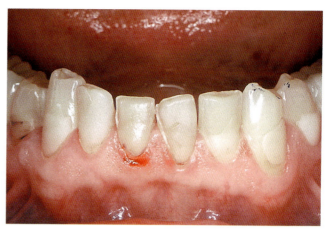

Abb. 5-1 und *5-2* *60-jähriger bruxierender Patient, der aus ästhetischen Gründen eine Erneuerung der Oberkiefer-Frontzahnfacetten und eine Restaurierung der Unterkiefer-Frontzähne wünschte.*

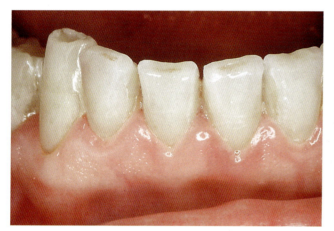 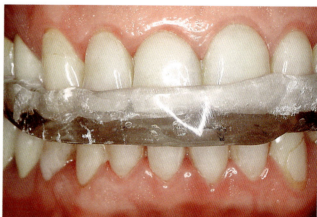

Abb. 5-3 *Keramikfacetten der Unterkieferfrontzähne in situ (Labor M. A. Leriche).*

Abb. 5-4 *Okklusionsschiene.*

> Der noninvasive, reversible dentale Ansatz ist zu bevorzugen und sollte in jedem Fall einem irreversiblen dentalen Eingriff, der in wenigen klinischen Situationen indiziert ist, vorausgehen.

In der Tat war die Zahnmedizin zu lange der Ansicht, Bruxismus durch Behandlung auf dentaler Ebene therapieren zu können. Auch wenn Ästhetik und Funktion wiederhergestellt waren, folgten aufgrund des nicht „behandelten" Bruxismus üblicherweise zahlreiche Enttäuschungen (Abb. 5-5 bis Abb. 5-7).

- Psychosoziale Faktoren, z. B. Stress, der zu den Ursachen für Bruxismus zählt, sollten vorrangig behandelt werden. Der Patient muss hinsichtlich einer gesünderen Lebensweise mit einem reduzierten Konsum von Aufputschmitteln wie Kaffee, Tabak und Alkohol instruiert werden. Kognitive verhaltenstherapeutische Ansätze, die in einigen Fällen auch Entspannungstechniken beinhalten, können sich günstig auswirken und sollten dem Patienten vorgeschlagen werden.

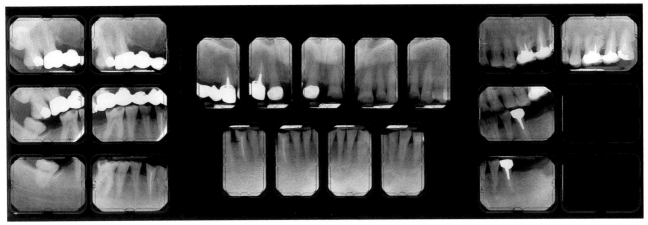

Abb. 5-5 52-jähriger Patient, der alle Anzeichen eines lange bestehenden Bruxismus aufweist: Eine hohes Maß an beruflicher Verantwortung hat sicherlich zu der aktuellen Situation beigetragen: unversorgte Zahnlücken, erheblicher Destruktionsgrad der Frontzähne, wenige Behandlungsmaßnahmen. Die Konsultation erfolgte hinsichtlich des unbefriedigenden ästhetischen Bildes auf Anraten des Umfeldes.

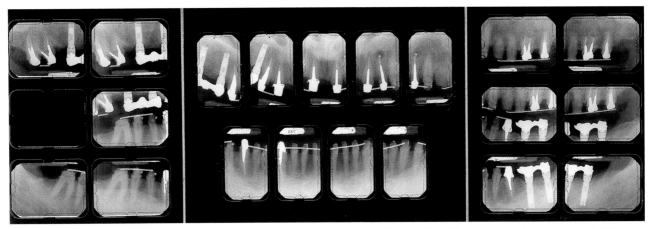

Abb. 5-6 Klinische Situation drei Jahre später. Nach einer Bedenkzeit von einem Jahr war die Vorbehandlung (Extraktion, Implantation – nach gründlicher Aufklärung über die Risiken einer implantatgetragenen Prothese bei existierendem Bruxismus –, Endodontie, provisorische Versorgung, etc.) durchgeführt worden. Anschließend erfolgte die Rekonstruktion beider Zahnbögen.

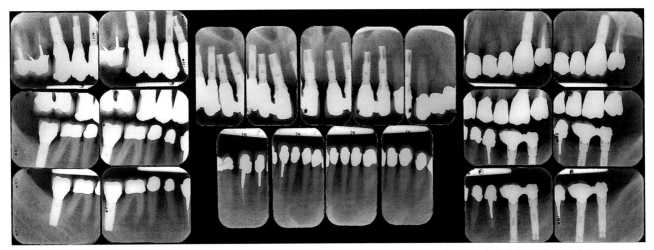

Abb. 5-7 18 Jahre später: neue Bilanz nach Abschluss der Behandlung (Wird die Behandlung jemals abgeschlossen sein?). Einigen Jahren nach der ersten Behandlung mussten zahlreiche Elemente aufgrund von Frakturen der Keramik, der Wurzeln und sogar der Implantate ersetzt werden. Der Vergleich mit der Abbildung 5-6 zeigt den Umfang der durchgeführten Maßnahmen, die aufgrund eines Bruxismus notwendig geworden waren, dessen Auswirkungen sich, auch nachdem der Patient in den Ruhestand getreten ist (5 Jahre zuvor), nur geringfügig abgemildert haben.

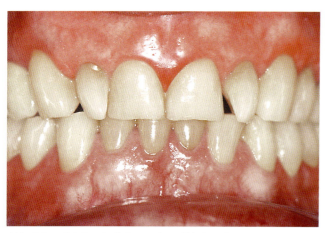
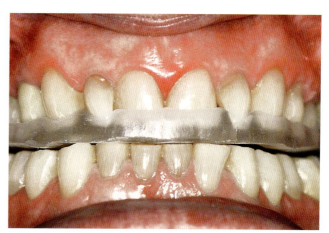

Abb. 5-8 und 5-9 *Eingliederung einer Okklusionsschiene zum Schutz der Zähne.*

Nachdem die Zeitpunkte und Aktivitäten, die zur Auslösung der interdentalen Spannungen führen, eruiert worden sind, wird im gegenseitigen Einvernehmen über eine Umstellung des alltäglichen Verhaltens entschieden. Der Patient kann eigene Vorschläge machen oder die vom Zahnarzt angebotenen Lösungswege in Erwägung ziehen.

Während der ganzen Behandlung und darüber hinaus sollte kontrolliert werden, ob der Patient die Umstellungen aufmerksam befolgt.

Zusätzlich zu diesen Verhaltensansätzen müssen die Patienten mitunter auf eine Beteiligung psychischer Faktoren hingewiesen werden. Dies ist dann der Fall, wenn der mit einer nichtalltäglichen Situation konfrontierte Zahnarzt aufgrund der psychischen Beteiligung ein Konsil mit einem hierauf spezialisierten Arzt wünscht.[19]

Es steht außer Frage, dass die Rolle des Patienten über die sonst übliche therapeutische Beteiligung hinausgehen muss, und dass ihm eine Schlüsselfunktion bei der Bewältigung seiner Parafunktionen zukommt.

- Interessante therapeutische Ansätze bietet die Pharmakologie. Entsprechend neuerer ätiologischer Hypothesen werden bestimmte Medikamente verschrieben:
    - Das dopaminerge System ist an motorischen Störungen während des Schlafes beteiligt. Dopaminagonisten führen zu einer Verringerung der nächtlichen Bruxismusepisoden. Diese Tatsache wurde in einem klinischen Fall bei polysomnographischen Untersuchungen nachgeprüft.[80]
    - Auch Benzodiazepine können über einen kurzen Zeitraum in Phasen von akutem Bruxismus verschrieben werden. Sie haben den interessanten Effekt einer Verbesserung der Schlafqualität.
    - Antidepressiva wurden getestet, haben jedoch einen limitiertes Wirkspektrum und problematische Nebenwirkungen.[36]
    - Schließlich findet auch der Einsatz von Botulinumtoxin Befürworter. Das Neurotoxin hemmt die Erregungsübertragung der Nerven. Bei intramuskulärer Injektion wird aufgrund einer verminderten Ausschüttung von Acetylcholin die Kontraktionskraft des Muskels herabgesetzt. Die Ergebnisse geben Anlass zur Hoffnung, doch ist eine Langzeitwirkung ohne Nebenwirkungen erst durch wenige Studien belegt.

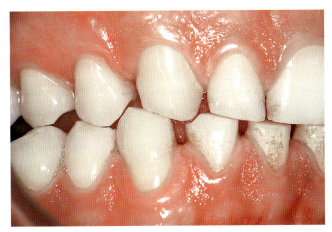 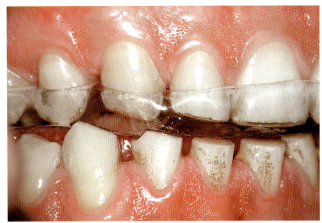

Abb. 5-10 und 5-11 *Diese Situation verdeutlicht, dass das Tragen einer Aufbissschiene zwar die Zähne schützen kann, aber nicht zu einem Wandel der parafunktionellen Gewohnheiten führt.*

Die Perspektiven der medikamentösen Therapieansätze sind ermutigend, wobei jedoch die Nebenwirkungen der Präparate berücksichtigt werden müssen. Um die tatsächliche Langzeitwirkung beurteilen zu können sind Studien erforderlich und im Moment steht uns noch kein „Wunderheilmittel" zur Verfügung.

> Die typische Behandlung oder Hilfe zur Behandlung des Bruxismus bleibt die Eingliederung eines Aufbissbehelfs, z. B. einer okklusalen Schiene (Abb. 5-8 und 5-9). Der Wirkmechanismus ist jedoch nicht wissenschaftlich geklärt[16] und sogar die Indikation ist umstritten. Die Rolle der Schiene beschränkt sich vermutlich auf den Schutz der Zähne vor Abnutzung, ohne dass die Bruxismusaktivität vermindert oder verstärkt würde (Abb. 5-10 und 5-11).

Die Okklusionsschiene oder okklusale Entlastungsschiene

Schon lange werden (vor allem nachts zu tragende) Schienen bei der Bruxismus-Therapie verwendet,[60] sie kommen aber auch aus anderen Gründen, wie z. B. bei Dysfunktionen des Kauapparates zum Einsatz.

Die Schiene ist eine noninvasive Therapiemöglichkeit zum Schutz der Zähne vor den destruktiven Effekten des Knirschens und Pressen, besonders während des Schlafes, wenn die Patienten unkontrollierte Bewegungen ausführen. Die Schiene wird im Wesentlichen nachts getragen. Es wird jedoch empfohlen, sie auch am Tage während möglicher Anspannungsphasen (Stress bei der Arbeit, Autofahren) zu benutzen.

> Funktionen einer Okklusionsschiene
> - Schutz der natürlichen Zähne vor Abnutzung
> - Vermeidung von Frakturen prothetischer Restaurationen
> - Vermeidung von Zahnwanderungen

5 Behandlungsformen

- Stabilisierung der okklusalen Verhältnisse
- Verringerung der kraniomandibulär auftretenden Spannungen durch Verteilung der Kräfte
- ausreichende Nutzungsdauer

Um diese Vorgaben zu erreichen werden, folgende Prinzipien für die Okklusionsschiene empfohlen:[78]

- Schiene aus hartem, üblicherweise transparentem Kunststoff
- plane Okklusionsebene ohne Impressionen
- Abdeckung des kompletten Zahnbogens zur Vermeidung von Elongationen
- Ober- oder Unterkieferschiene
- Berücksichtigung der Prinzipien für die okklusale Stabilität

Aus diesen Gründen empfiehlt sich die Verwendung von im Drucktopf polymerisiertem Kunststoff. Dieser bietet einen höheren Tragekomfort als poröse autopolymerisierende Kunststoffe und hat eine bedeutend längere Lebensdauer. Die Einartikulation der Modelle in zentrischer Position erleichtert die Ausrichtung und reduziert notwendige Einschleifmaßnahmen am Behandlungsstuhl. Die okklusalen Einstellungen werden zunächst im Wachsmodell und anschließend auch am Kunststoff selbst vorgenommen. Eine Oberkieferschiene kann einfacher justiert werden, da es leichter ist die Führungsflächen für die Höcker der Unterkieferzähne auf einer statischen Oberkieferebene zu gestalten. Bei vorhandenen Zahnlücken, in speziellen Fällen von Prognathie oder bei einem frontoffenen Biss kann die Schiene aber auch im Unterkiefer angefertigt werden.

Folgende Okklusionsprinzipien sind im Allgemein zu beachtenden:

- Minimale Anhebung der Vertikaldimension für eine hinreichende Dimensionierung der Schiene: Im Allgemeinen genügt im Bereich der ersten Molaren eine Schichtstärke von 1 bis 1,5 mm. Diese reicht aus, um eine plane Okklusalfläche zu schaffen (Elongation von Zähnen ohne Antagonisten, Höckerneigung etc.).

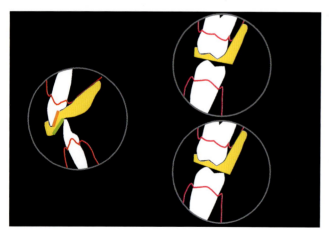

Abb. 5-12 Alle antagonistischen Zähne haben Kontakt zur Schiene. Die anteriore Neigung (Front- und Eckzähne) ist weniger steil als die natürliche. Die Abstützung der posterioren Zähne wird durch Kontakte auf den vestibulären Höckern oder den vestibulären und lingualen Höckern gewährleistet.

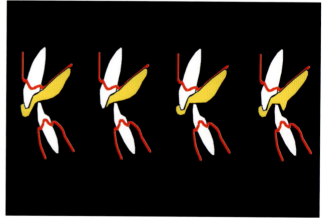

Abb. 5-13 Das Schienendesign im Bereich der Frontzähne wird in Abhängigkeit von der Typologie gestaltet.

Behandlungsformen **5**

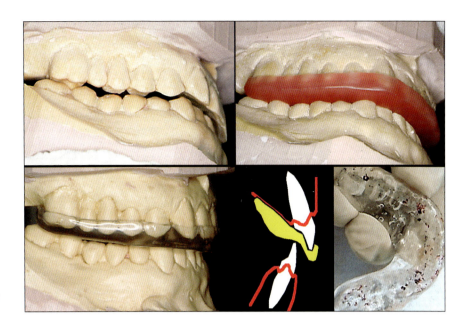

Abb. 5-14 Beispiel für eine okklusale Entlastungsschiene: ausgedehnte Abdeckung der Front, Schiene mit Einfassung der Inzisalkante.

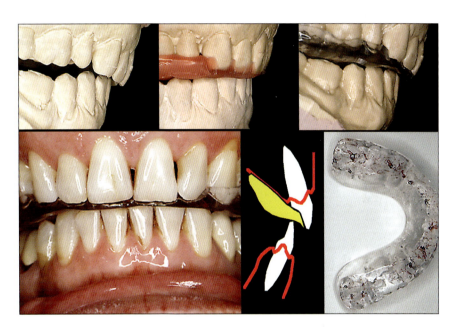

Abb. 5-14 Beispiel für eine okklusale Entlastungsschiene: normale Abdeckung der Front, Schiene ohne Einfassung der Inzisalkante.

- Gleichzeitiger Kontakt aller Zähne mit der Schiene in maximaler Interkuspidationsposition (IKP): es sollten zumindest alle vestibulären Unterkieferhöcker Kontakt zur Schiene haben (zur Stabilisierung der antagonistischen Zähne). Es kann darüber hinaus versucht werden, auch die lingualen Höcker in Kontakt zu bringen, wodurch die Stabilität der Zähne noch erhöht wird. Die Kontaktpunkte sollten fein und in ihrer Intensität gleichmäßig verteilt sein.
- Eine posteriore Disklusion wird durch eine ausgeprägte Frontzahnführung gewährleistet, die sich gewöhnlich leicht einstellen lässt, da die Schiene plan ist (die Höckerhöhe ist reduziert). Allerdings sollte die anteriore Führung (Front-Eckzahnführung) weniger steil als die natürliche Neigung des Patienten gestaltet werden, um die Muskeln weniger zu beanspruchen und gleichzeitig ausreichend funktionellen Platz zu schaffen (Abb. 5-12 und 5-13).

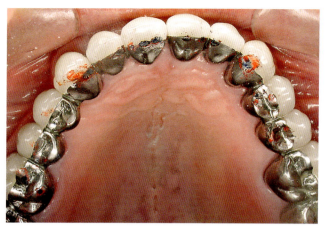 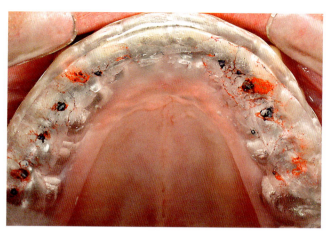

Abb. 5-16 Die auf den Zähnen in maximaler Interkuspidation (blau) und während der Seitwärtsbewegungen (rot) angezeigten Kontakte entsprechen ...

Abb. 5-17 ... denen auf der Okklusionsschiene.

Die im Artikulator eingestellte Schiene wird bei der Eingliederung im Mund überprüft (Abb. 5-14 und 5-15):

- Die Stabilität wird am vestibulären Kunststoffrand kontrolliert. Die Eingliederung sollte wohldefiniert, aber ohne Kraftaufwand möglich sein: hierzu ist es hilfreich, im Inneren der Schiene den Kunststoff im Bereich der Zahnzwischenräume und der okklusalen Fissuren zu entfernen. Die Zähne werden vollkommen ausreichend durch den Kontakt der Höckerspitzen mit dem Kunststoff stabilisiert.
- Die Kontakte (Verteilung, Stärke, Führungsflächen) werden mithilfe von Okklusionsfolie dargestellt, die auf die gesamte okklusale Fläche gelegt wird. Der Patient wird dann gebeten,
    - zur Markierung der Kontakte in maximaler Interkuspidationsposition (IKP) zu klappern,
    - Seitwärtsbewegungen nach links und rechts durchzuführen, um die Medio- und Laterotrusionsbewegungen zu kennzeichnen, und
    - Vor- und Rückschubbewegungen für die Aufzeichnung der Pro- und Retrusion durchzuführen.

Zur Äquilibrierung der okklusalen Kontakte ist ein sukzessives Einschleifen nach mehrtägigem Tragen der Schiene einzuplanen. Bevor dieses dann entsprechend den zuvor beschriebenen Maßnahmen durchgeführt wird, sollte der Patient die Schiene 1 bis 2 Stunden getragen haben. Auf diese Weise können die durch die natürliche Okklusion vorgegebenen Engramme unterdrückt werden (Abb. 5-16 und 5-17).

Die Schiene wird anschließend mindestens einmal jährlich kontrolliert, dem Patienten wird empfohlen, weiterhin unter Beobachtung zu bleiben. Die Schiene ist, wenn sie nicht getragen wird, feucht aufzubewahren.

Zusammenfassend muss gesagt werden, dass der Erfolg der zahlreichen vorgeschlagenen Therapiemöglichkeiten nur mäßig ist. Um ihre Limitationen deutlich zu machen, spricht Lavigne von „palliativer Behandlung".[37] Der Zahnarzt schwört zur Behandlung eines Bruxismus auf die Okklusionsschiene, obwohl er weiß, dass damit nur die Folgen behandelt werden. Es bedarf eines hohen Informationsaufwandes, mitunter einer Rekonstruktion und quasi immer eines Schutzes, und dies alles in dem Bewusstsein, dass es selbst bei einem scheinbar zurückgehenden Bruxismus in Abhängigkeit von bestimmten emotionalen, sozialen oder verhaltensbedingten Episoden zu Phasen der Reaktivierung kommen kann.

Um den Behandlungserfolg zu optimieren, ist es daher meist notwendig, zusätzlich zum Tragen einer Schiene eine adäquate psychologische Verhaltenstherapie durchzuführen.

Bruxismus und Zahnersatz

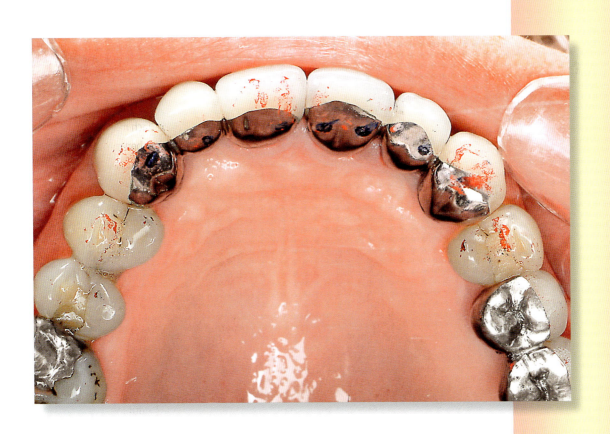

Bruxismus und Zahnersatz

Einige Patienten benötigen zur Beseitigung der ästhetischen und/oder funktionellen Destruktion ihrer Zähne eine prothetische Behandlung. Diese sollte erst nach gründlicher Aufklärung über die ihr sowohl hinsichtlich der Ausführung als auch der Prognose gesetzten Grenzen in Angriff genommen werden. Der Patient sollte sein Einverständnis mit der Behandlung erklärt haben.

Okklusionsprinzipien

Der aufgestellte Behandlungsplan muss die Rekonstruktionskriterien in ihrer logischen Abfolge berücksichtigen.[55] Die drei essentiellen Faktoren bei der Rekonstruktion sind

- die Unterkieferreferenzposition,
- die Vertikaldimension und
- die Okklusionsbeziehungen.

Unterkieferreferenzposition

Die Referenzposition für die Konstruktion einer Prothese ist die Interkuspidationsposition (IKP):[34]

- Entweder wird die IKP als funktionell angesehen und kann verwendet werden
- oder die Untersuchung zeigt, dass diese Position nicht brauchbar ist. Dann muss nach einer von der Verzahnung unabhängigen Referenz gesucht werden. Eine solche ist die Kondylenposition:
  - Wenn die Kiefergelenksposition funktionell ist (zentrische Position), kann sie als Referenzposition übernommen werden: zentrische Kondylenposition (ZKP). Bei Bruxismuspatienten ist dies häufig der Fall.
  - Ist sie hingegen nicht funktionell, muss zunächst eine Korrektur in Erwägung gezogen werden (therapeutische Position).

Es ist also zwischen der IKP und der ZKP zu wählen:

- Kann die IKP beibehalten werden, ist neben einer kompletten auch eine partielle Restauration möglich.
- Wird die ZKP als Referenzposition gewählt, muss eine komplette Rekonstruktion folgen (mindestens ein Zahnbogen).

Vertikaldimension

Es ist unerlässlich, die optimale Vertikaldimension des Patienten zu bestimmen. Einige Autoren sind der Meinung, dass die Vertikaldimension nicht modifiziert werden darf,[14] obwohl Studien belegen, dass es *die* Vertikaldimension nicht gibt, sondern vielmehr einen komfortablen Bereich, der der korrekten Vertikaldimension entspricht.[64] Nach einer Änderung der vertikalen Höhe kommt es zu einer effektiven Adaptation im Bereich des muskulären Gewebes und der Sehnen- und Muskelansätze.[56]

6 Bruxismus und Zahnersatz

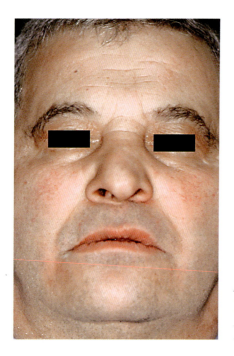

Abb. 6-1
Der Patient hat in Ruheschwebelage ein akzeptables Erscheinungsbild.

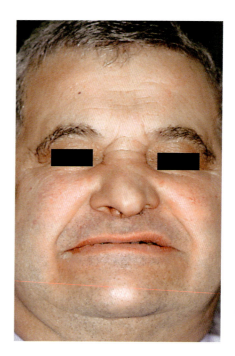

Abb. 6-2
Allerdings bestehen Schwierigkeiten beim Einnehmen des Schlussbisses: Verlust der Vertikaldimension.

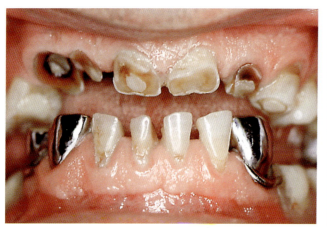

Abb. 6-3 Intraorale Ansicht desselben Patienten, Ruheschwebelage.

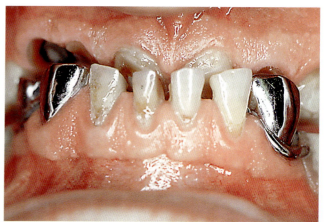

Abb. 6-4 Intraorale Ansicht desselben Patienten, maximale okklusale Interkuspidation.

Es ist also zu entscheiden, ob die Vertikaldimension des Patienten im Rahmen der Behandlung geändert werden muss und kann:

- Ist die Vertikaldimension des Patienten gestört (im Falle eines Bruxismus ist sie normalerweise reduziert), ist eine Wiederherstellung notwendig (Abb. 6-1 bis Abb. 6-4).
- Wenn die Vertikaldimension trotz Abnutzung der Zähne erhalten ist (in der Regel durch alveoläre Kompensation), ist es mitunter möglich sie durch eine moderate Erhöhung bei der Rekonstruktion zu modifizieren: Diese wird dadurch erleichtert und die Zahn-zu-Zahn-Beziehungen sind verbessert.
- Durch eine Erhöhung der unteren Gesichtspartie erfährt der Unterkiefer eine Rotation um die Kondylenachse. Dieser Vorgang wird von den neuromuskulären und artikulären Strukturen gut akzeptiert, wenn die Rotation ausgehend von der Scharnierachse erfolgt (Abb. 6-7).

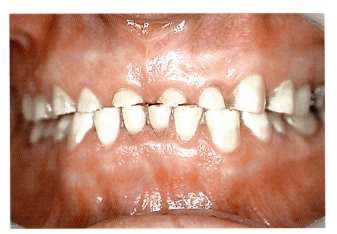

Abb. 6-5 Diese Patientin hat ihre Zähne stark abgenutzt, was zu einer Kompensation durch dentoalveoläres Wachstum geführt hat.

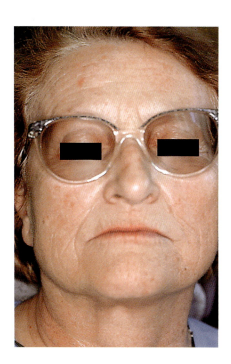

Abb. 6-6 Die Vertikaldimension ist erhalten geblieben.

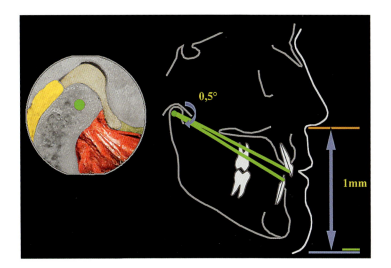

Abb. 6-7 Eine Rotation des Unterkiefers um die Scharnierachse ändert die Vertikaldimension (hintere Rotationsachse).

Prothetische Kronenlänge

Die Abnutzung der Zähne durch Knirschen oder Pressen führt zu einer klinisch reduzierten Kronenlänge mit verhängnisvollen Auswirkungen auf die Retention der zukünftigen Restauration. In besonders schweren Fällen ist eine Erhöhung der Kronenlänge notwendig, sei es durch eine Anhebung der Vertikaldimension, eine parodontalchirurgische Kronenverlängerung oder eine Kombination beider Möglichkeiten (Abb. 6-8). Aufgrund des bei Bruxismus in der Regel sehr breiten Knochenangebots ist eine parodontalchirurgische Kronenverlängerung häufig möglich. Bei mehrwurzligen Zähnen muss zuvor allerdings der Abstand zur Furkation (Länge des Wurzelstamms) analysiert werden. Wird eine komplette Restauration angestrebt, so ermöglicht eine geeignete Wahl der kraniomandibulären Relation und der Vertikaldimension in Zentrik häufig eine vorteilhafte Gestaltung der Zahnbeziehungen (Abb. 7-4 und 7-5).

Okklusionsbeziehungen

Auch wenn Bruxismus einen zentralen Ursprung hat, kann eine ausbalancierte Okklusion zu einer Reduktion der Muskelkontraktionen beitragen und somit den okklusodentalen Faktor (begünstigender Faktor) reduzieren.[60]

Maximale Interkuspidation

Die wichtigste Position im Zusammenhang mit der Okklusion ist die maximale Interkuspidationsposition (IKP).
Die gesuchten simultanen Okklusionskontakte in Schlussbissstellung sollten

- gleichmäßig verteilt (Unterkieferstabilität),
- zentrisch (dentale Stabilität) und
- fein (Präzision und Substanzschonung) sein.

Selbst bei einem jungen Erwachsenen verändert der Bruxismus die Okklusionskontakte. Durch Verbreiterung verlieren sie an Präzision und begünstigen damit eine Instabilität der Unterkieferposition: Die Kontaktpunkte wandeln sich in Kontaktflächen um. Das okklusale Relief verschwindet schrittweise und liegt schließlich bei Erreichen des Dentins quasi invertiert vor (Abb. 6-9).

Okklusales Einschleifen zur Rejustierung, das zu einer weiteren Destruktion der Zähne führen würde, ist nicht indiziert. Im Allgemeinen muss eine prothetische Rekonstruktion erfolgen.[5]

Exkursionsbewegungen

Bei der Gestaltung der Führungsflächen von dental getragenem Zahnersatz gilt das noch immer aktuelle Prinzip einer bei Pro- und Laterotrusionsbewegung ausgelösten posterioren Disklusion. Eine solche kann – bei unbedingter Vermeidung von Kontakten auf der Nichtarbeitsseite – durch eine Frontzahn- oder Gruppenführung erreicht werden. Studien haben gezeigt, dass es bei durch Laterotrusionsbewegungen bewirkter posteriorer Disklusion zu einer nur schwachen elektromyographischen Aktivität der Massetermuskulatur kommt. Bei fortbestehenden posterioren Kontakten hingegen bleibt die Muskelaktivität erhöht.[84]

Eine posteriore Disklusion beansprucht die Muskelfasern weniger und reduziert die auftretenden Kräfte. Das Reiben auf den posterioren Schlifffacetten beim Bruxieren kann die Muskelaktivität hingegen steigern und damit die auf die Oberflächen von Zähnen und Restaurationen einwirkenden Kräfte vergrößern.

Das klassische Schema von Lee zeigt, wie man eine effektive posteriore Disklusion mithilfe der Frontzähne umsetzt.[40] Diese verändern sich infolge der Abnutzung, wodurch die Effektivität der anterioren Führung abnimmt, wenn sie nicht entsprechend gestaltet wird (Abb. 6-10). Der von Dawson[13] und Slavicek[72] definierte funktionelle Raum muss für den posterioren und anterioren Sektor in horizontaler und vertikaler Dimension erhalten werden.

Als Richtlinien können die Ausführungen von Lauret[35] zur Kaufunktion, insbesondere die von ihm vorgeschlagenen „Techniken" zur Analyse der Medio- und Laterotrusionsbewegungen dienen.

Ziel ist, bei Kieferöffnung und -schluss nur flüchtige oder gar keine posterioren Berührungen zuzulassen, um so möglichst viele schädliche Kontakte während der Knirschbewegungen zu vermeiden. Diese Kontakte sind im Vergleich zu Kontakten bei Kaubewegungen von längerer Dauer und höherer Kraftintensität. Beim Sprechen ist der Zahnkontakt minimal. Während des Kauens treten im All-

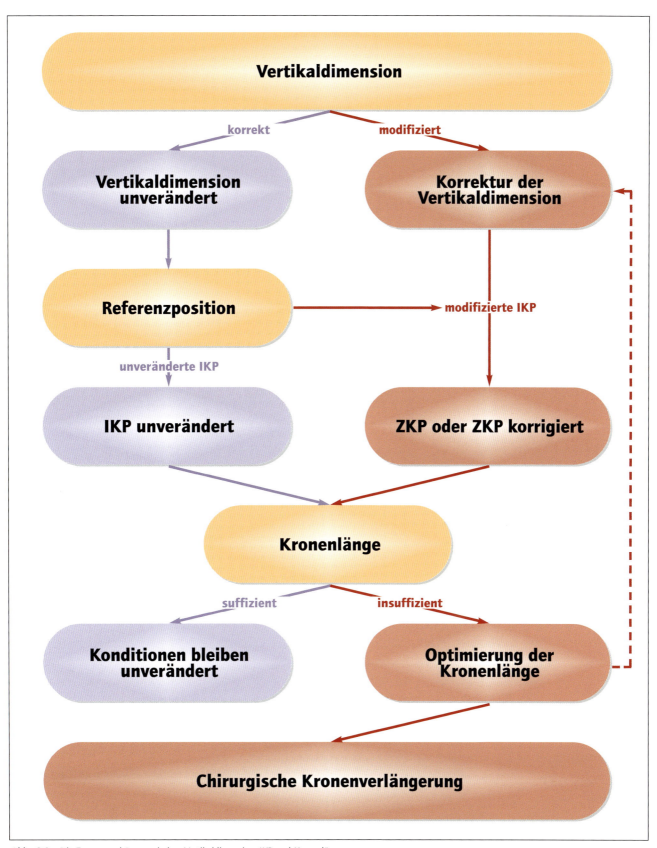

Abb. 6-8 Die Zusammenhänge zwischen Vertikaldimension, IKP und Kronenlänge.

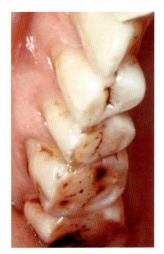

Abb. 6-9 Durch Abnutzung „invertiertes" Okklusalrelief.

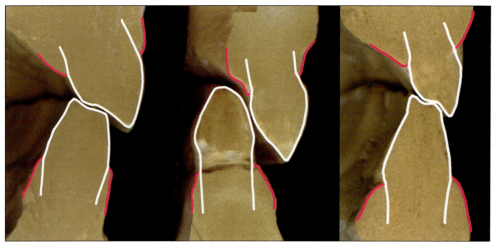

Abb. 6-10 Klinische Relationen abradierter Frontzähne.

gemeinen Kräfte zwischen 70 und 80 Newton und mit einer Dauer von 20 bis 50 Millisekunden auf. In der beim Schlucken eingenommenen maximalen Interkuspidationsposition sind deutlich höhere Kräfte (250 bis 260 Newton) und eine längere Zeitspanne (100 bis 120 Millisekunden) zu verzeichnen.[21] Amplitude und Dauer der während des Knirschens und Pressens einwirkenden Kräfte sind schwierig zu messen, da sie häufig im Schlaf oder in Stressmomenten auftreten, doch werden für die Amplitude und besonders die Dauer noch höhere Werte angenommen. Beispielsweise dauert der normale durchschnittliche tägliche Zahnkontakt in maximaler Interkuspidation insgesamt zwischen 10 und 15 Minuten, während er sich bei einem Bruxismuspatienten auf 3 bis 4 Stunden summieren kann.[77]

Aufgabe der Provisorien

Über die klassischen Funktionen hinaus (Schutz von Pulpa und Parodont, Erhalt oder Wiederherstellung der Ästhetik, Schaffung der Vorrausetzungen für eine begleitende endodontische, parodontale oder kieferorthopädische Therapie, psychosoziale Akzeptanz und Integration) spielt die provisorische Versorgung eines Bruxismuspatienten eine fundamentale Rolle.

Die okklusale Komponente wird als ein Faktor angesehen, der den Bruxismus begünstigt und aufrechterhält. Die durch Eingliederung der provisorischen Versorgung verbesserte Kontaktpunktsituation ermöglicht es, das prothetische Konzept umzusetzen, die Wahl der Therapie zu testen und den künftigen Zahnersatz einzuführen. Einige Autoren[30] testen die neuen klinischen Bedingungen sogar ohne vorherige Eingliederung einer Okklusionsschiene direkt anhand der provisorischen Versorgung. Von Ausnahmen abgesehen wird die Modifikation hin zur neuen Unterkieferposition direkt in einem Schritt umgesetzt. Es werden Provisorien mit Okklusalflächen in Metall empfohlen, um wiederholte Frakturen zu vermeiden (Abb. 6-11).

Wenn die okklusalen Verhältnisse mithilfe der provisorischen Versorgung getestet und kontrolliert worden sind (2 bis 6 Monate), werden sie in der definitiven Arbeit reproduziert. Eine präzise und verlässliche Wiedergabe wird durch einen individualisierten Frontzahnteller und die Kreuzmontage (Arbeitsmodell und Duplikat der provisorischen Versorgung) in einem halbjustierbaren Artikulator ermöglicht.

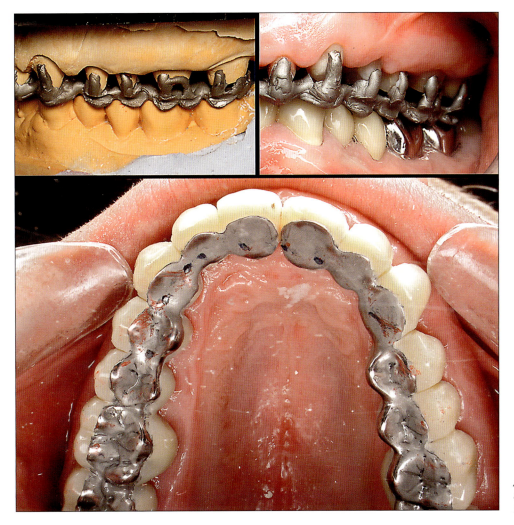

Abb. 6-11 Provisorische Brücke mit Okklusalflächen in Metall (Labor: K. Krieger).

Bruxismus und prothetische Restaurationen

Rekonstruktion mit Erhalt von IKP und Vertikaldimension

Wenn die IKP und die Vertikaldimension beibehalten werden, wird die prothetische Rekonstruktion zur Stabilisierung und Verbesserung der okklusalen Verhältnisse dem vorhandenen Okklusionsschema des Patienten angepasst. Dies ist in Fällen möglich, in denen die dentale Abnutzung nicht sehr stark ausgeprägt ist.

Die Schwierigkeit besteht in der Schaffung feiner Kontaktpunkte, da die Antagonisten selbst abradiert sind und eigentlich eine Koronoplastik notwendig wäre. Wenn die Schlifffacetten nicht sehr markant sind, ist durch Modifizierung eine anatomische Gestaltung möglich. Sind sie aber stärker ausgeprägt, sollte eine simultane Wiederherstellung der antagonistischen Zähne in Erwägung gezogen werden. Eine Alternative wäre die Schaffung eines punktförmigen Kontaktes auf planer Fläche, was als „Höcker gegen Fläche" bezeichnet wird und einen Kontakt „Fläche gegen Fläche" vermeidet (Abb. 6-12). Es handelt sich also um einen Kompromiss, der nicht alle erwähnten prothetischen Kriterien erfüllt, dafür aber gesunde Zahnsubstanz schont.

6 Bruxismus und Zahnersatz

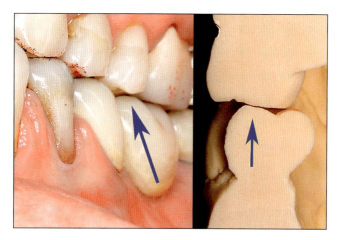

Abb. 6-12 Okklusaler Kontakt „Höcker gegen Fläche".

Unabhängig davon, ob es sich um den Seiten- (Abb. 6-13 bis Abb. 6-21) oder Frontzahnbereich (Abb. 6-22 bis Abb. 6-32) handelt, sollten bei der prothetischen Rekonstruktion die genannten Kriterien für die Okklusion beachtet werden.

Fallbeispiel 1

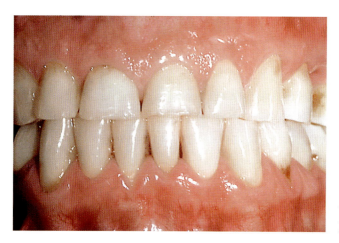

Abb. 6-13 51 Jahre alte Frau mit gesunden Zähnen und markanter Abnutzung.

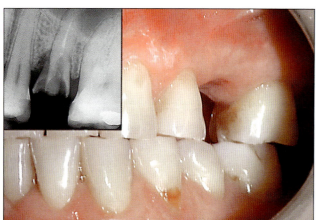

Abb. 6-14 Eine radikuläre Längsfraktur mit alveolärer Osteolyse des zuvor behandelten Zahnes 25 macht eine festsitzende Versorgung notwendig.

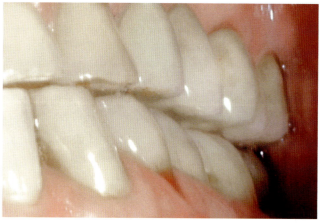

Abb. 6-15 Therapie der Wahl ist eine metallkeramische Krone auf vitalen Zähnen, die sich in die Okklusion der Patientin einfügt (Beibehaltung von IKP und Vertikaldimension).

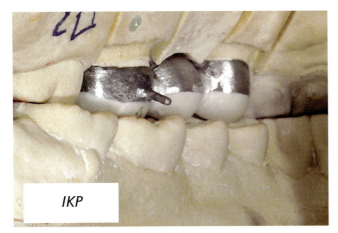

Abb. 6-16 Die Brücke wird im Labor in IKP hergestellt.

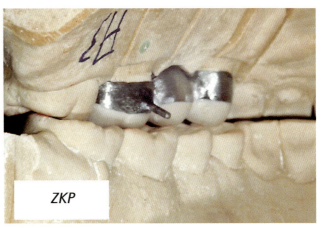

Abb. 6-17 Der störungsfreie Sitz in ZKP wird kontrolliert und angepasst (Montage im Artikulator) um bereits existierende Vorkontakte zu berücksichtigen und keine neuen zu schaffen.

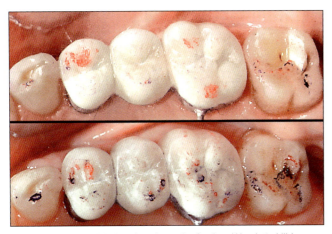

Abb. 6-18 Bei der klinischen Einprobe werden für eine okklusale Stabilisierung die Kontakte in IKP (blau) und für die gewünschte posteriore Disklusion die Führungsflächen (rot) eingeschliffen.

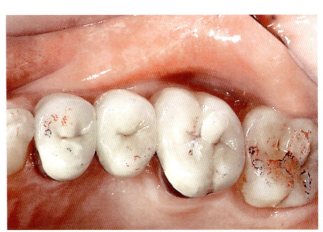

Abb. 6-19 Nach dem keramischen Glanzbrand lassen sich die Kontaktpunkte und Exkursionsbewegungen viel schwerer sichtbar zu machen.

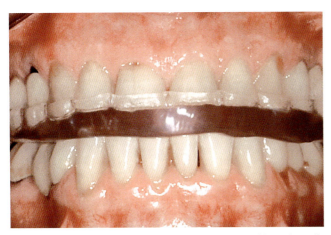

Abb. 6-20 Eine während der Nacht getragene Okklusionsschiene schützt die natürliche Bezahnung ebenso wie den hergestellten Zahnersatz.

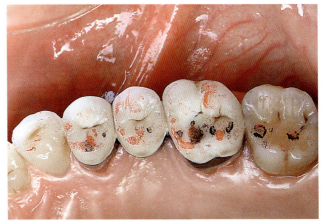

Abb. 6-21 12 Jahre später sind die Kontakte im posterioren Bereich viel stärker und breiter (IKP: blau, Exkursionsbewegungen: rot). Interessant ist ein Vergleich mit den initialen Kontakten (Abb. 6-18 und Abb. 6-19) (Labor: K. Krieger).

6 Bruxismus und Zahnersatz

Fallbeispiel 2

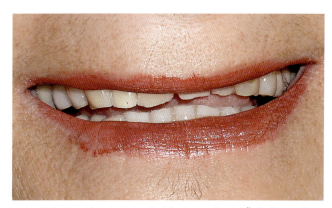

Abb. 6-22 55 Jahre alte Frau, die sich aus Gründen der Ästhetik vorstellte.

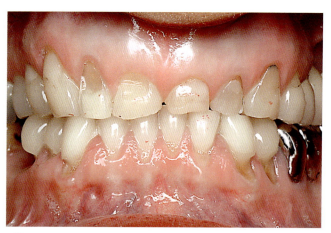

Abb. 6-23 Die Frontzähne sind abgenutzt und weisen keilförmige Defekte auf. Die Abnutzung ist durch dentoalveoläres Wachstum kompensiert. Die Seitenzähne sind weniger von der Abnutzung betroffen.

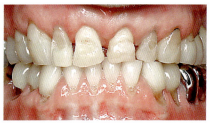

Abb. 6-24 Mittels präprothetischer Parodontalchirurgie wird eine adäquate Kronenlänge und ein harmonischer Zahnfleischverlauf geschaffen.

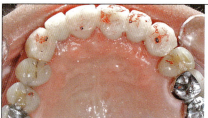

Abb. 6-25 Das Provisorium wurde mithilfe einer Tiefziehschiene realisiert. Diese wurde auf dem Duplikat eines im Artikulator angefertigten präprothetischen Wax-ups hergestellt.

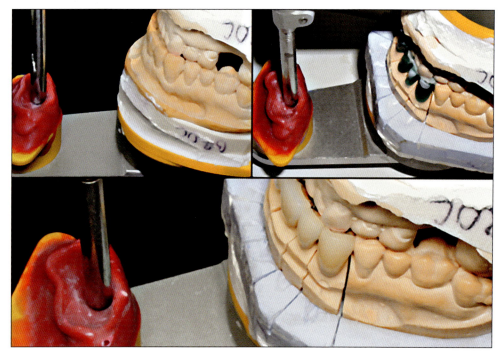

Abb. 6-26 Nach der klinischen Validierung wird ein Frontzahnteller für die Abformung über die provisorische Versorgung angefertigt. Mit diesem können die palatinalen Flächen dann identisch in Metall nachgebildet werden.

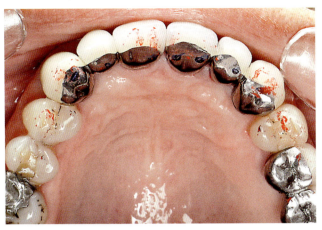

Abb. 6-27 Die Kontakte bei maximaler Interkuspidation (blau) liegen auf der Metallschulter. Die Pro- und Laterotrusionsbewegungen (rot) garantieren eine posteriore Disklusion.

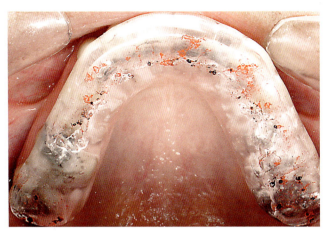

Abb. 6-28 Schutz durch eine in der Nacht getragene Aufbissschiene.

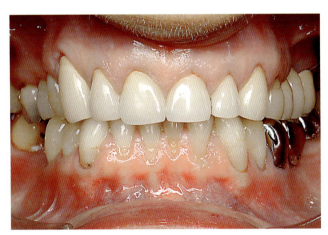

Abb. 6-29 Die definitive Versorgung (Labor: K. Krieger).

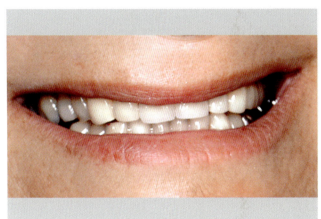

Abb. 6-30 Lachbild.

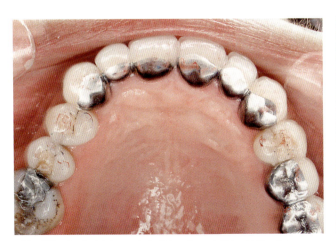

Abb. 6-31 Bereits 2 Jahre nach der Behandlung sind Verschleißerscheinungen im Bereich der Okklusalflächen zu erkennen.

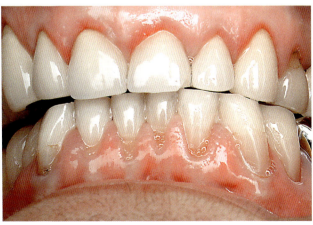

Abb. 6-32 Nach 3 Jahren zeigt ein kleiner Keramiksprung den fortbestehenden Bruxismus an.

Praktischer Ablauf einer prothetischen Rekonstruktion mit Modifikation der Vertikaldimension (P = Praxis, L = Labor)

1 (P) Anamnese, präprothetische Untersuchung, Festlegung der Vertikaldimension, Kontrolle der Unterkieferposition
2 (P) initiale Artikulatormontage in nicht forcierter zentrischer Position
3 (L+P) Herstellung einer Entlastungsschiene in der gewählten vertikalen Höhe
4 (P) Kontrolle der Vertikaldimension; Aufzeichnung der Unterkieferbewegungen; Wahl der Okklusionsebene, der Kompensationskurve, der Position der Zähne und des Okklusionskonzeptes
5 (P) Remontage im Artikulator in der kontrollierten therapeutischen Position
6 (L) diagnostisches Wax-up
7 (P) provisorische Versorgung (Primärprovisorium) nach Primärpräparation
8 (P) Abdruck, Bissnahme; Artikulatormontage in korrigierter Position (Verifizierung)
9 (L) Herstellung verstärkter Provisorien (gegebenenfalls Gestaltung der Okklusalflächen in Metall)
10 (P) Eingliederung und Kontrolle der provisorischen Versorgung (Sekundärprovisorien); endodontische, konservierende und parodontale Behandlung
11 (P) Abschlusspräparation und Abdrucknahme; Bissnahme: Überprüfung der okklusalen Relation (IKP und Vertikaldimension); Montage der Arbeitsmodelle (Meistermodelle); Montage der Modelle der prothetischen Versorgung (Kreuzmontage); Herstellung eines individualisierten Frontzahnführungstellers
12 (L) Anfertigung des Metallgerüstes (eventuell zur Überprüfung zusätzliche Wachsmodellation); Kontrolle von Wachsmodellation und Gerüst mithilfe des individualisierten Frontzahnführungstellers
13 (P) Gerüstanprobe, Bissnahme, gegebenenfalls Remontage des Unterkiefermodells.
14 (L) Gestaltung des Ästhetik: Keramikmodellation (Rohbrand) und Kontrolle mithilfe des individualisierten Frontzahnführungstellers
15 (P) Rohbrandeinprobe; Kontrolle von IKP und dynamischer Okklusion
16 (L) Glanzbrand, Politur
17 (P) Einprobe der fertigen Arbeit, Befestigung, Kontrolle der Okklusionskontakte
18 (P) Ober- und Unterkieferabdruck, Artikulatormontage in zentrischer Position
19 (L) Herstellung einer Entlastungsschiene
20 (P) Einsetzen und Kontrolle der Schiene
21 (P) Nachsorge

Rekonstruktion mit Modifikation von IKP und Vertikaldimension

Wenn Modifikationen der horizontalen (IKP und ZKP) oder der Vertikaldimension indiziert sind, ist es notwendig eine komplette Rekonstruktion mindestens eines Zahnbogens durchzuführen. Bei einer derart umfangreichen Behandlung gestaltet sich die Durchführung der einzelnen Zwischenschritte schwierig. Eine sukzessive Organisation der Einzelschritte ist notwendig, um ein logisches und straffes Vorgehen zu gewährleisten (siehe Seite 52).

Die komplette Rehabilitierung eines Zahnbogens soll an einem klinischen Beispiel illustriert werden, das bei Modifikation von IKP und Vertikaldimension einen Kompromiss zwischen prothetischer Behandlung und dem Erhalt unbeschädigter Zähne veranschaulicht (Abb. 6-33 bis Abb. 6-65).

Fallbeispiel

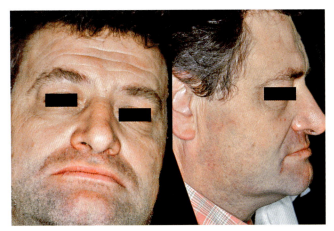

Abb. 6-33 51 Jahre alter Patient, der unter großem beruflichen Stress steht (Leiter einer Reiseagentur): dynamisch und eigensinnig, kräftige Massetermuskulatur.

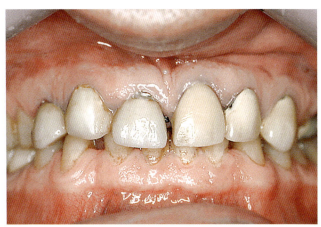

Abb. 6-34 Die alte prothetische Versorgung harmoniert nicht mit der Lachlinie.

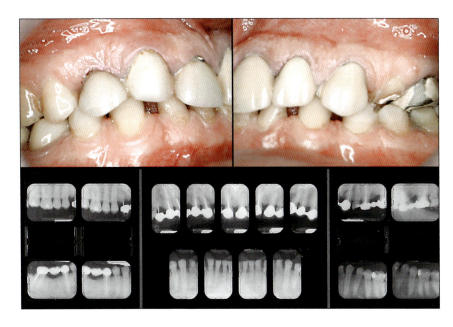

Abb. 6-35 Die Versorgung ist durch Keramikfrakturen beschädigt. Der Röntgenstatus zeigt die Qualität des Knochenlagers. Der Eckzahn 13 befindet sich an der Position von Zahn 12 (Nichtanlage). Zahn 53 ist zu extrahieren. Der alveoläre Knochenrand ist unversehrt.

6 Bruxismus und Zahnersatz

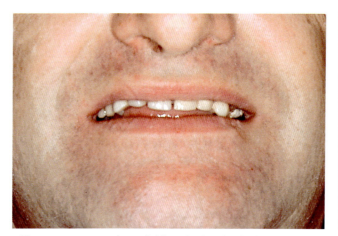

Abb. 6-36 Bewertung der Vertikaldimension in Ruheschwebelage.

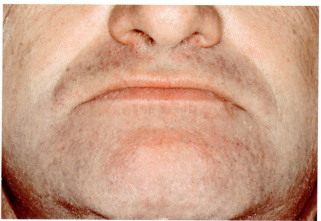

Abb. 6-37 Bewertung der Vertikaldimension: Für die Therapie wird eine Erhöhung der Vertikaldimension geplant.

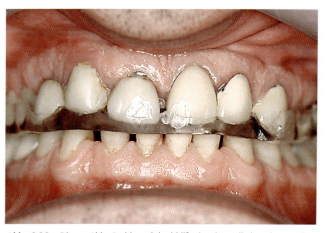

Abb. 6-38 Die gewählte Position wird mithilfe einer im Artikulator hergestellten Aufbissschiene getestet; so kann geprüft werden, ob der Patient die neue Vertikaldimension gut toleriert. Gleichzeitig wird damit eine muskuläre Entspannung herbeigeführt, was die Führung in die zentrische Position erleichtert.

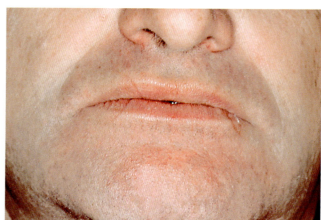

Abb. 6-39 Die getestete Vertikaldimension ist korrekt (Schiene in situ).

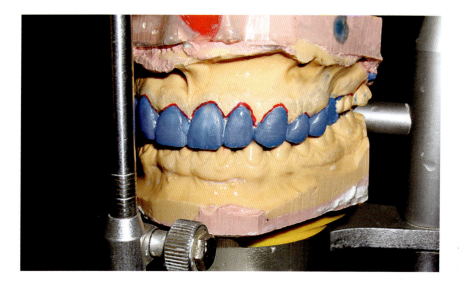

Abb. 6-40 Im Artikulator in ZKP und neuer Vertikaldimension montiertes Wax-up der zukünftigen Restauration.

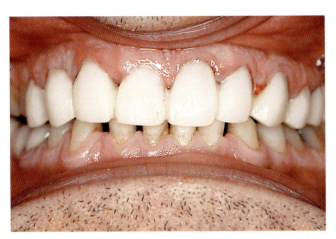

Abb. 6-41 Intraoral wird dieselbe Position mithilfe einer primärprovisorischen Brücke hergestellt.

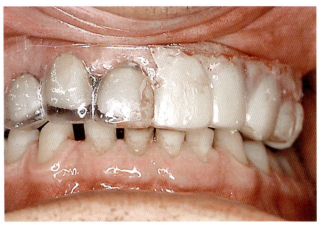

Abb. 6-42 Diese wird in direktem Verfahren mithilfe einer vom Wachsmodell gewonnenen Tiefziehschiene angefertigt.

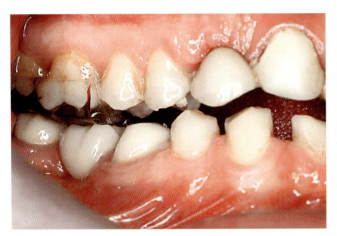

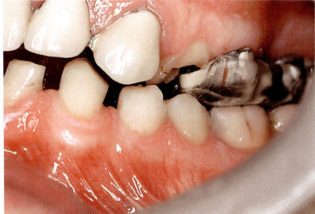

Abb. 6-43 und **6-44** Die Schiene wird zerschnitten: Die beiden hinteren Anteile halten während der Herstellung der provisorischen Brücke die Vertikaldimension und die Position des Unterkiefers fest.

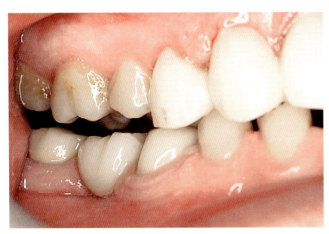

Abb. 6-45 Die Zähne 15, 16 und 17 bleiben unversorgt. Daraus ergibt sich ein Spalt zwischen diesen Zähnen und den Antagonisten. Ihre Abstützung wird durch die korrespondierenden Schienenfragmente gewährleistet, die auf den Okklusalflächen der Zähne befestigt werden.

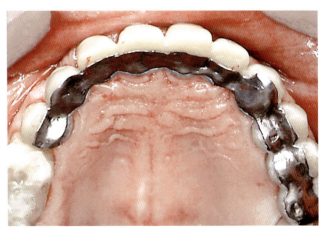

Abb. 6-46 Eine metallarmierte sekundärprovisorische Brücke wurde im Labor angefertigt: die vertikale Dimension bleibt durch die okklusalen Metallflächen gewahrt.

6 Bruxismus und Zahnersatz

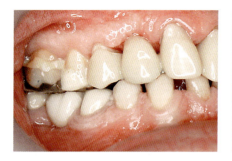
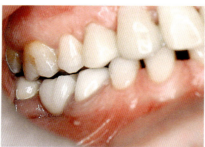

Abb. 6-47 Das Schienenfragment wird zunächst im Bereich des Prämolaren ausgeschliffen ...

Abb. 6-48 ... und anschließend im Bereich des ersten Molars und im Bereich des Zahnes 17, um eine passive Elongation der Zähne zu ermöglichen.

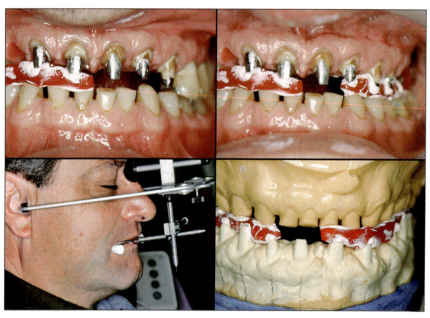

Abb. 6-49 Die definitive Brücke wird in der gewählten, getesteten und durch die provisorische Brücke konservierten Position hergestellt. Hierzu werden die Modelle im Artikulator eingespannt (Kreutzmontage).

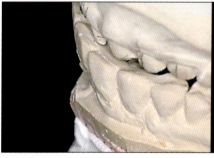
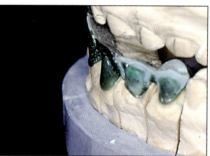

Abb. 6-50 Die durch die provisorische Versorgung getestete Frontzahnführung wird bei der Herstellung der definitiven Versorgung reproduziert.

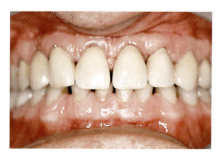
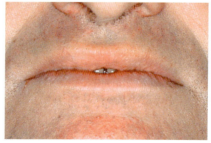
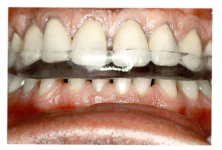

Abb. 6-51 Die definitive Versorgung entspricht der provisorischen Versorgung (Labor: K. Krieger).

Abb. 6-52 Der Patient in IKP. Die Vertikaldimension ist identisch mit der bei eingesetzter Schiene getesteten Position (Abb. 6-39). Zum Vergleich mit der ursprünglichen Vertikaldimension siehe Abb. 6-37.

Abb. 6-53 Nächtlicher Schutz durch eine Aufbissschiene.

Bruxismus und Zahnersatz **6**

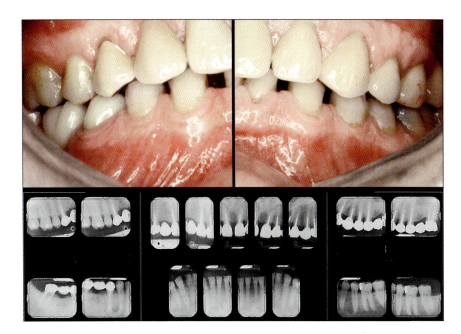

Abb. 6-54 3 Jahre später: Im Röntgenstatus lässt sich am knöchernen Alveolarrand die passive Elongation der gesunden Zähne erkennen (vgl. Abb. 6-35).

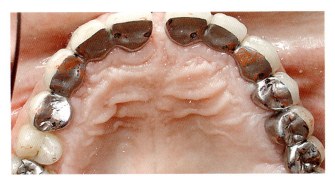 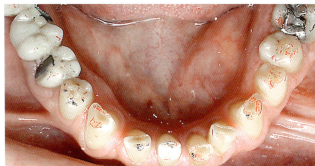

Abb. 6-55 Stabile Verhältnisse nach 7 Jahren: Im Oberkiefer zeigen sich auf dem Nichtedelmetall nur leichte Schlifffacetten. Die natürlichen Unterkieferfrontzähne sind dagegen deutlich stärker betroffen.

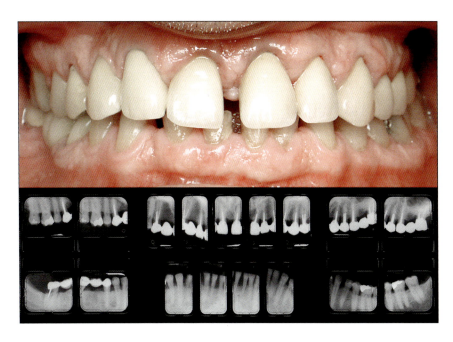

Abb. 6-56 Die Keramik der alten Unterkieferbrücke (Zähne 45 bis 47) ist frakturiert. Die Brücke hat sich mehrfach gelöst (Karies an Zahn 47). Der Patient trägt die Okklusionsschiene seit 3 Jahren nicht mehr. Es scheint zu einem leichten Verlust der distalen Abstützung gekommen zu sein (verbreitertes mediales Diastema) (vgl. Abb. 6-51).

57

Bruxismus und implantatgetragener Zahnersatz

Für eine implantatgestützte Restauration wird Bruxismus als Kontraindikation oder zumindest als Risikofaktor eingestuft,[18,62] obwohl es keine Belege für diese Annahme gibt.[41,46] Trotz der Risiken steigt die Nachfrage der Patienten stetig an und so werden mehr und mehr Zahnlücken mit Implantaten versorgt. Es ist ratsam, den Patienten über die Kräfte, die er auf seine Zähne, den Zahnersatz und die Implantate ausübt, aufzuklären (Risiko eines mechanischen Ermüdungsbruchs der Implantate[58,61] oder eines Verlustes der Osseointegration durch Überbeanspruchung[18]). Er muss sich der Auswirkungen seines Verhaltens bewusst werden, um dieses ändern zu können, und ebenso die Notwendigkeit einsehen, den angefertigten Zahnersatz zu schützen. Trotz fehlender Studien über bruxismusbedingte Implantatverluste müssen die Anzahl, die Dimensionierung und die Verteilung der Implantate genau bewertet (wenn nicht sogar „überbewertet") werden.[42,50] Mit dieser Vorsichtsmaßnahme kann das Risiko von Zwischen- oder Störfällen auf die Superkonstruktion (Gerüst oder Keramikfraktur) verlagert und das Risiko auf Implantatebene (Fraktur oder Verlust der Osseointegration) verringert werden.

Tierversuche, vor allem an Affen,[26,27,52] demonstrieren die schädlichen Auswirkungen einer traumatischen Okklusion auf die knöchernen Strukturen, wenn die wiederholten okklusalen Überlastungen exzessiv sind (100 bis 180 μm zu hoch stehende Suprakonstruktionen provozieren einen Verlust der Osseointegration[52]).

Mikrospannungen im knöchernen Bereich, die sich im Rahmen der physiologischen Werte bewegen (0,1 bis 0,3 % Knochendeformation), führen zu einem Knochenauf- und -abbau. Im Fall von Mikrospannungen, die über den Werten des physiologischen knöchernen Widerstandes liegen, erfährt der Knochen eine über das akzeptable Maß hinausgehende Deformation (mehr als 0,6 % Knochendeformation): es kann zur Bildung von Mikrorissen kommen, was zur Ausbildung fibrösen Gewebes und damit zu einer Ankylose führt.[20] Dies hängt von der applizierten Kraft, aber auch von der Knochendichte ab.[57,49] Mit dem Überschreiten des knöchernen Widerstandes steigt das Risiko bedeutend an.

Es sind also zwei Reaktionen denkbar:

1. Die mechanische Überbelastung wird von den knöchernen Strukturen des Patienten gut akzeptiert. Die Mikrospannungen führen zu einem Knochenauf- und -abbau, der dem eines Bruxismuspatienten entspricht: Zunahme der Knochendichte, Ausrichtung der Knochentrabekel entsprechend den mechanischen Kräften („Lamina dura") (Abb. 6-57 bis Abb. 6-66).

Fallbeispiel

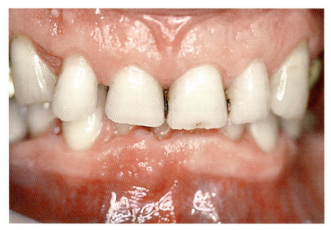

Abb. 6-57 52 Jahre alter Patient, der sowohl presst als auch knirscht.

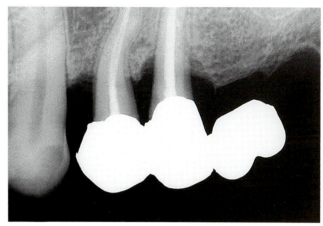

Abb. 6-58 Zahn 25 ist unter der durch die Extensionsbrücke verstärkten okklusalen Überlastung frakturiert. Es liegt eine kraterförmiger Knochendefekt vor.

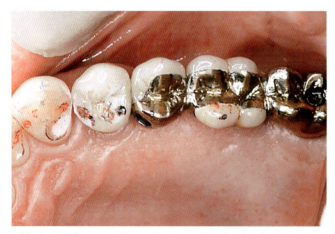

Abb. 6-59 Als Restauration wurde eine aus drei Teilen bestehende Brücke gewählt: ein vorderer Pfeiler mit einem Standardimplantat (25) – ein Zwischenglied (26) – ein hinterer Implantatpfeiler großen Durchmessers (27), ferner ein Stiftaufbau auf Zahn 24. Die Okklusalflächen der Brücke wurden in Gold gestaltet.

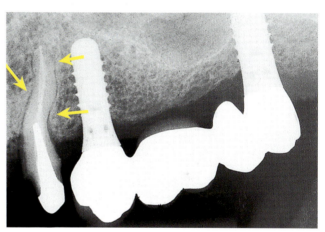

Abb. 6-60 Belastung der Implantate (geschraubte metallkeramische Versorgung): Die Knochentrabekel um die Implantate sind homogen. Die Wurzel von Zahn 24 leidet seit langem unter den okklusalen Kräften. In diesem Bereich sind die Trabekel sehr dicht und parallel zur Zahnachse ausgerichtet (gelbe Pfeile).

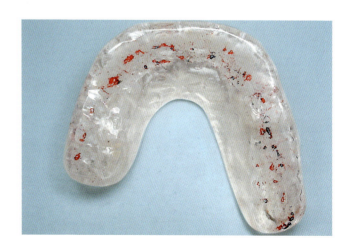

Abb. 6-61 Aufbissschiene für die Nacht.

6 Bruxismus und Zahnersatz

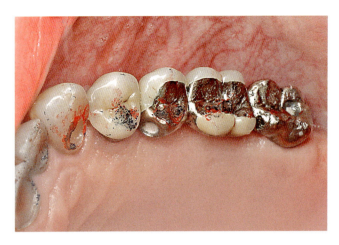

Abb. 6-62 3 Jahre später: Die Kontaktpunkte auf der Okklusalfläche sind im Vergleich zum Zeitpunkt der Erstbelastung verbreitert.

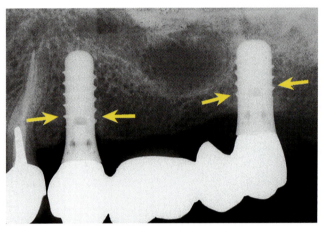

Abb. 6-63 Röntgenaufnahme nach 3 Jahren: Die periimplantären Knochentrabekel sind, wie bei der natürlichen Bezahnung, entsprechend der Krafteinwirkung ausgerichtet (gelbe Pfeile).

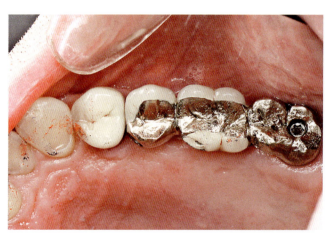

Abb. 6-64 Nach 5 Jahren: Die klinische Destruktion setzt sich fort.

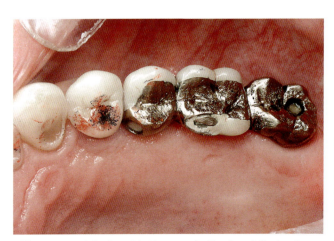

Abb. 6-65 Nach 6 Jahren: Die Abnutzung des Metalls und die abgeplatzte Keramik zeugen von den Kräften, die auf die Brücke wirken.

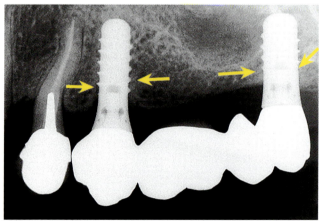

Abb. 6-66 Röntgenbild nach 6 Jahren: Die fortbestehende Osseointegration wird durch die Knochendichte um Zähne und Implantate bestätigt (gelbe Pfeile) und beweist die Adaptation der knöchernen Strukturen.

2. **Die Überlastung wird nicht kompensiert,** die Mikrospannungen liegen oberhalb des physiologischen Knochenwiderstandes: es kommt im zervikalen Bereich zu einem Verlust der Osseointegration, der sich in Richtung Apex fortsetzt.[51] Die konstante Anwesenheit von Bakterien (dentale Plaque) verkompliziert dieses Phänomen akut (Abb. 6-67 bis Abb. 6-80).

Fallbeispiel

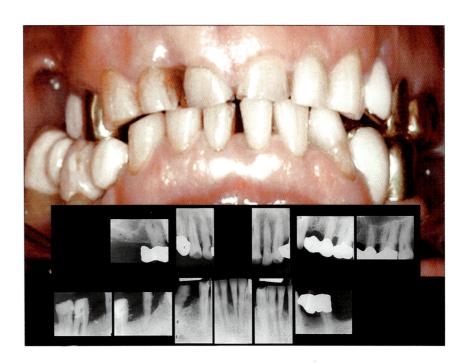

Abb. 6-67 *50 Jahre alter Patient mit abgenutzten Zähnen. Die Röntgenbilder zeigen die Resistenz des Knochenlagers.*

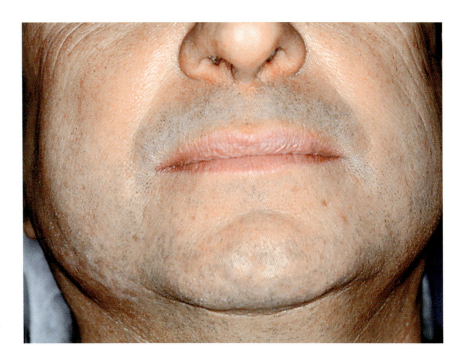

Abb. 6-68 *Charakteristische Physiognomie mit ausgeprägten Massetern.*

6 Bruxismus und Zahnersatz

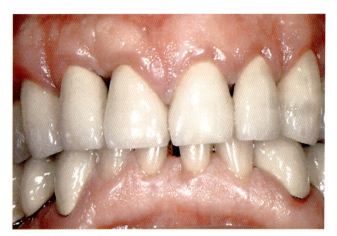

Abb. 6-69 Prothetische Restauration auf den natürlichen Zähnen.

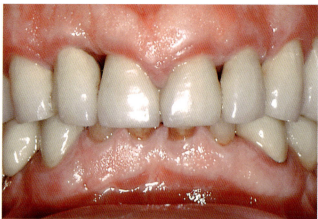

Abb. 6-70 6 Jahre später: Abnutzung der Frontzähne mit dentoalveolärer Kompensation.

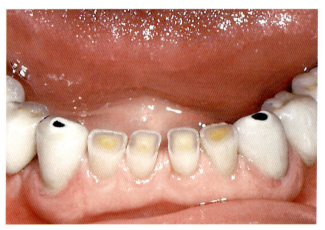

Abb. 6-71 Ansicht der Unterkieferfronzähne: Abnutzung von Schmelz, Dentin, Keramik und Goldgerüst.

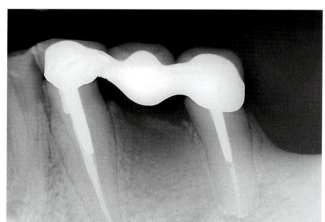

Abb. 6-72 Brücke 33–34–35 auf natürlichen Zähnen.

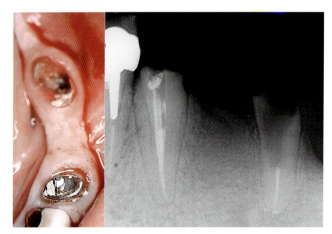

Abb. 6-73 Elf Jahre später: Fraktur des distalen Pfeilers (35). Die Brücke wurde vom anterioren Pfeiler gelöst (33).

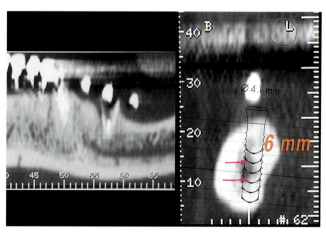

Abb. 6-74 Digitale Volumentomographie in Vorbereitung der Implantation: Die radikuläre Fraktur bestätigt sich. Das Knochenangebot oberhalb des Mandibularkanals distal von Zahn 35 ist nicht sehr ausgeprägt (6 mm Höhe und geringe Breite).

Bruxismus und Zahnersatz **6**

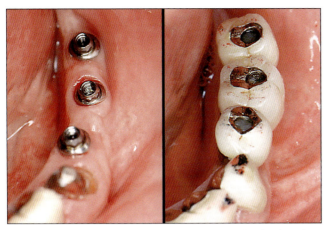

Abb. 6-75 Distal des Eckzahnes werden drei Implantate inseriert (2000) und eine verschraubte Brücke eingesetzt (2001).

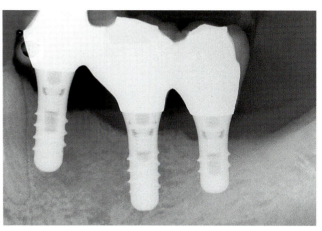

Abb. 6-76 Röntgenaufnahme 2001: Der periimplantäre Knochen weist nach 6-monatiger Belastung eine homogene Dichte auf.

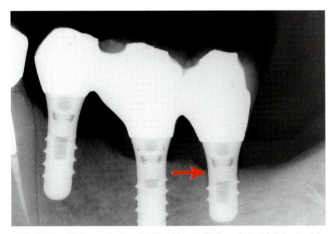

Abb. 6-77 Röntgenaufnahme 2003: leichte Aufhellung (roter Pfeil) im Bereich des distalen Implantats (kurzes Implantat), auf das die größten Kräfte einwirken.

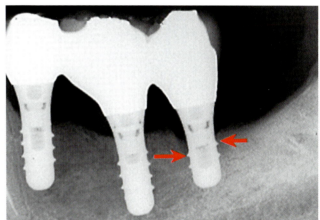

Abb. 6-78 Röntgenaufnahme 2006: 3 Jahre später hat sich der Knochendefekt ausgeweitet (rote Pfeile): beginnender Verlust der Osseointegration?

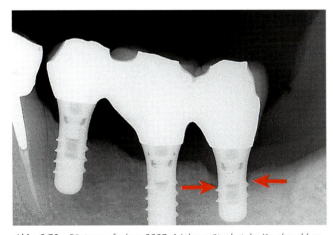

Abb. 6-79 Röntgenaufnahme 2007: 4 Jahre später hat der Knochenabbau weiter zugenommen (rote Pfeile).

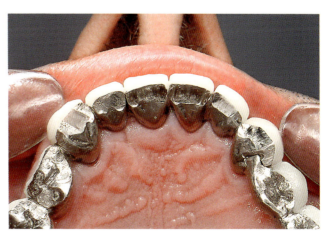

Abb. 6-80 Abnutzungen im antagonistischen Zahnbogen: Der Bruxismus ist weiterhin präsent. (Labor: K. Krieger)

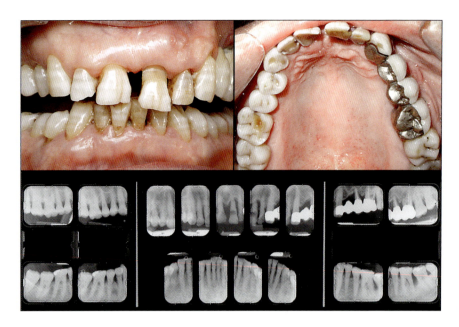

Abb. 6-81 Bruxismuspatient (67 Jahre), mit ausgeprägtem Deckbiss. Das Parodont hat begonnen sich aufzulösen.

Fällt schließlich die Entscheidung für eine Implantatversorgung bei einem Bruxismuspatienten, ist es ratsam,

- den Patienten über das von ihm ausgeführte Knirschen und Reiben aufzuklären,[76]
- seine Zustimmung zu den mit einer Implantation bei einem Bruxismus verbundenen Risiken einzuholen,
- eine ausreichende Anzahl von Implantaten sowie einen breiteren Durchmesser einzuplanen, um die Pfeilerbelastung zu verteilen (wenn notwendig, Anzahl und Durchmesser überdimensionieren),[50]
- eine eventuelle Hebelwirkung (Hypomochlion) durch eine adäquate Implantatpositionierung zu beseitigen,[61]
- balancierte okklusale Verhältnisse (IKP) in Kombination mit einer posterioren Disklusion (Unterkieferexkursionsbewegungen) zu schaffen, um Querkräfte zu reduzieren,[6,50]
- die Suprakonstruktion in gleicher Weise wie bei natürlichen Pfeilerzähnen zu gestalten[4] (Anatomie, Okklusionsprinzipien, Materialwahl, Umsetzung der Okklusalflächen in Metall – zumindest partiell),
- die Möglichkeit einzuplanen, die Suprakonstruktion für eventuelle Reparaturen abzunehmen (verschraubte Prothetik oder Verwendung eines provisorische Zementes) und
- die Versorgung zwingend während des Schlafes und während Episoden der Anspannung zu schützen (Okklusionsschiene aus hartem Kunststoff).[6,46,50]

Das Risiko der bruxismusbedingten Überlastung implantatgetragener Restaurationen entspricht dem einer auf natürlichen Zähnen abgestützten prothetischen Versorgung: Risse, Frakturen oder eine Abnutzung der prothetischen Komponenten (Keramik, Gerüst) können bei Implantaten ebenso wie bei Zähnen auftreten. Implantatfrakturen ähneln Wurzelfrakturen. Der Verlust der implantären Osseointegration hingegen hat kein Äquivalent in der natürlichen Bezahnung. Möglicherweise wird durch das Desmodont eine Adaptation an die sich wiederholenden Kräfte leichter.

Bruxismusbedingte Verluste des Zahnhalteapparates stellen schwer zu stabilisierende Situationen dar, treten aber glücklicherweise meist erst im höheren Alter auf (Abb. 6-81). Ziel bei Vorliegen von Implantaten ist es, Probleme, die mit fortschreitendem Alter nie ausbleiben, auf die Superstruktur zu verlagern. Dort sind sie (ähnlich wie bei natürlichen Zähnen) leichter zu beheben (z. B. durch Austausch) als im Bereich der Implantate selbst.[3]

Bruxismus und prothetische Werkstoffe

Die erforderliche okklusale Stabilität setzt eine dauerhaft prothetische Lösung voraus, die unabhängig davon, ob sie auf der natürlichen Bezahnung oder auf Implantaten abgestützt ist, die okklusale Physiologie des Patienten berücksichtigt. Bei der Behandlung eines Bruxismuspatienten ist die mechanische Widerstandsfähigkeit der verwendeten Materialien ein zentrales Problem. Ganz gleich ob es sich um dentales Gewebe (Dentin oder Schmelz), Ersatzmaterial aus Metall (Goldlegierungen, NEM-Legierungen oder Titan) oder ästhetische Materialien (Prothesenkunststoff, Komposit oder Keramik) (vgl. Abb. 6-71) handelt, alle Materialen nutzen sich ab (Abb. 6-82).

Klinisch ist ein Vergleich von Studien[10] über die relative Abnutzung der verschiedenen Materialien lehrreich.

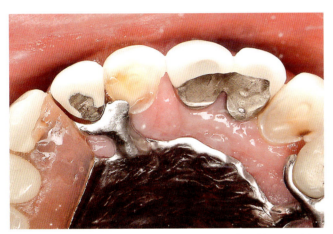

Abb. 6-82 Verschiedene bei einem Bruxismuspatienten betroffene Materialien: Schmelz, Dentin, Gold, Keramik.

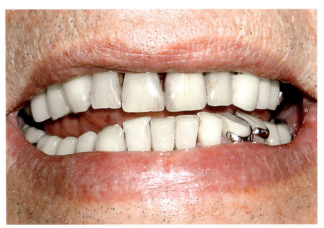

Abb. 6-83 Charakteristische Abnutzung natürlicher Zähne (33, 34), die antagonistisch zu keramisch restaurierten Zähnen stehen.

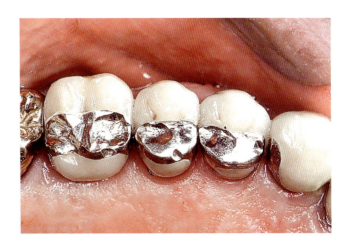

Abb. 6-84 Ein okklusaler Kontaktpunkt auf einer kleinen, auf den Funktionsbereich begrenzten Metallfläche ist ein akzeptabler ästhetischer Kompromiss und sehr effizient.

6 Bruxismus und Zahnersatz

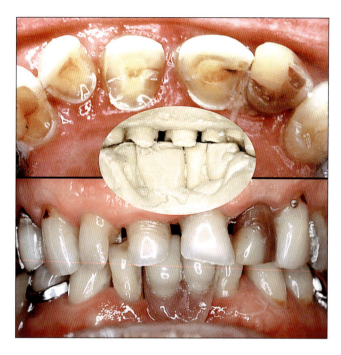

Abb. 6-85 Ausgeprägte Dentinabnutzung gegenüber künstlichen Keramikzähnen. In diesem Fall wäre eine Aufstellung von Prothesenzähnen aus Kunststoff auf der herausnehmbaren Arbeit viel sinnvoller gewesen.

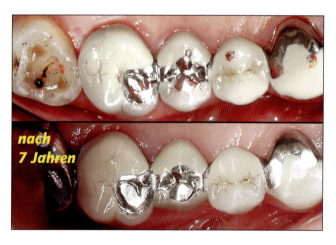

Abb. 6-86 Brücke mit okklusalen Kontakten auf „Nichtedelmetall-Stopps", die einen guten Kompromiss zwischen Ästhetik und dem Risiko einer Beschädigung bieten. Dieselbe Brücke 7 Jahre später: Abnutzung des Metalls und abgeplatzte Keramik (zweiter Prämolar).

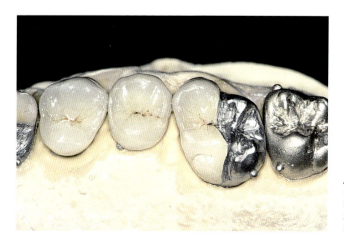

Abb. 6-87 Die Oberkieferzähne sind für den funktionell-ästhetischen Kompromiss besser geeignet. In der Metalloberfläche lassen sich parafunktionelle Knirschspuren erkennen.

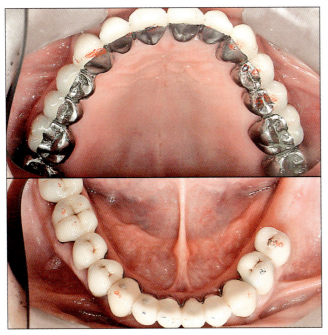

Abb. 6-88 Totale Ober- und Unterkieferbrücken bei einem Bruxismuspatienten: Keramische Okklusalflächen im Unterkiefer und Nichtedelmetallflächen im Oberkiefer.

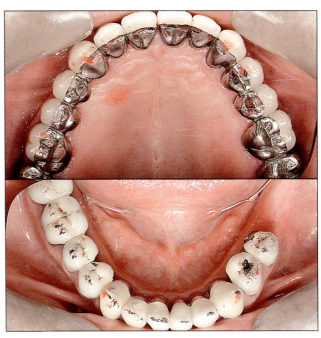

Abb. 6-89 2 Jahre später: deutliche Schlifffacetten im Bereich des Nichtedelmetalls (Labor: K. Krieger).

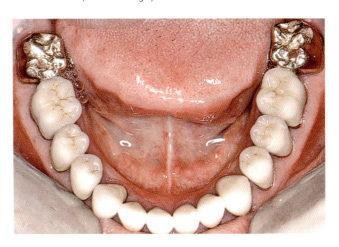

Abb. 6-90 Durch Einzelzahnversorgung oder Versorgungen von geringer Ausdehnung kann die Zahl der im Falle eines bruxismusbedingten „Unfalls" neu zu versorgenden Pfeiler reduziert werden.

Die Abnutzung von platiniertem Gold ähnelt der natürlichen Schmelzabnutzung am meisten und ist im Vergleich mit derjenigen anderer Materialien am homogensten. Ebenso von Bedeutung ist die Abnutzung von Keramik gegen Keramik. Keramik nutzt sich auch gegenüber Schmelz ab, und trotz fehlender Studien lässt sich klinisch beobachten, das sich Zähne gegenüber von keramischen Restaurationen ganz erheblich abnutzen (Abb. 6-83).

Prothesenkunststoff, der anderen Materialien oder auch Kunststoff gegenübersteht, hat keine lange Lebensdauer: Erfolgt die Rekonstruktion mit Prothesenkunststoff, lassen sich präzise Okklusionsverhältnisse nicht einmal über einen kurzen Zeitraum erhalten.

Es wäre interessant, ähnliche Studien für andere Materialien, wie Nichtedelmetalle oder Komposite, durchzuführen. Nichtedelmetalle scheinen bei Bruxismuspatienten gegenüber natürlichen Zähnen und Keramik ein gutes klinisches Verhalten zu zeigen.

Es erscheint logisch, möglichst häufig gleichartige Materialien einander gegenüberzustellen: Schmelz gegen Schmelz, Metall gegen Metall, Keramik gegen Keramik. Betrachtet man jedoch die relative Abnutzungsrate, so sollten die Kontakte in IKP vorzugsweise auf Metall liegen: Schmelz gegen Metall, Keramik gegen Metall. Metalle können Teile der parafunktionellen Kräfte absorbieren und brechen nicht wie Keramik, so dass bruxismusbedingte Auswirkungen auf die Restauration reduziert werden. Die Gestaltung wenig sichtbarer okklusaler Flächen in Metall im Oberkiefer ist eine Alternative. In einigen Fällen können gut positionierte Metallstopps auf den Okklusalflächen des Oberkiefers ein für den Patienten akzeptabler Kompromiss sein (Abb. 6-84). Die Okklusalflächen der Unterkieferzähne können so aus ästhetischen Gründen privilegiert und in Keramik modelliert werden. Dennoch müssen in jedem Fall die Auswirkungen des antagonistischen Materials berücksichtigt werden, da beispielsweise eine Keramikkrone die Abnutzung gegenüberliegenden Dentins erhöhen würde (Abb. 6-85).

Unterkieferbewegungen bei starkem Pressen können keramische Frakturen hervorrufen (Scherben oder Totalfrakturen) (Abb. 6-68). Die Frakturen ereignen sich häufig im Bereich der Knirschbahnen, die sich besonders hinsichtlich der Kräfteverteilung nur schwer regulieren lassen.[21] Ursprünglich für Kronen verwendetes weiches Gold (22 Karat) verformte sich unter der Krafteinwirkung, ohne dass es zu einer Beeinflussung der Bruxismusbewegungen kam.

Die momentan in der metallkeramischen Technik verwendeten Goldlegierungen sind relativ weich und verformen sich nach einer mittleren Tragedauer. Durch Gestaltung von Pfeilern oder Okklusalflächen aus diesen Legierungen können Spannungen, die auf die Keramik der Versorgung einwirken, reduziert werden (Abb. 6-87). Eine solche Verformung erlaubt parafunktionelle Gleitbewegungen, kann aber einen Druckaufbau an der metallkeramischen Verbindungsfläche mit sich bringen. Die Folge können Keramiksprünge oder Frakturen sein, da die Keramik der Deformation einer Metallbasis kaum standhalten kann. Unter diesem Aspekt scheinen etwas härtere Nichtedelmetalllegierungen, insbesondere in antagonistischer Position von keramischen Okklusalflächen, bessere Ergebnisse zu liefern (Abb. 6-88 und Abb. 6-89). Bildlich gesprochen nutzen Bruxismuspatienten als „Wiederkäuer" ihre Versorgungen so bestürzend schell ab, dass „Nagetiere" es nicht mit ihnen aufnehmen können.[30]

Die Langlebigkeit des prothetischen Behandlungsergebnisses bei einem Patienten mit Bruxismus hängt ab[29]

- vom Umfang der dentalen Läsionen. Sind diese nur wenig ausgeprägt (häufig im anterioren Bereich) können die verbleibenden natürlichen Zähne eine Pufferfunktion übernehmen. Je ausgeprägter und destruktiver die Beschädigungen sind, desto mehr Relevanz erhält hingegen die Versorgung, und desto weniger zuverlässig kann die Langzeitprognose sein.
- von der korrekten Vertikaldimension, insbesondere dann, wenn sie initial stark verändert wurde.
- von einem ausgewogenen dentalen, muskulären und artikulären Gleichgewicht. Dieses erzielt man durch die Anwendung prothetischer und okklusaler Prinzipien: zentrische Relation, gleichmäßig verteilte Okklusionskontakte, posteriore Disklusion, Kontrolle durch die Provisorien.
- von den verwendeten prothetischen Werkstoffen sowie der Materialbeschaffenheit der Antagonisten. Hierbei ist ein vorteilhafter Kompromiss zwischen einem moderaten ästhetischen Nachteil und der Reduzierung bruxismusbedingter destruktiver Folgen zu suchen.
- von Voraussicht bezüglich der Reparabilität (Einzelzahnversorgung oder Verblockungen geringen Ausmaßes) und der Einplanung von Beschädigungen, die niemals ausbleiben (Abb. 6-90).
- von konservierenden Maßnahmen, die vor, während und nach der prothetischen Behandlung durchgeführt werden, um die Auswirkungen des Bruxismus zu verringern.

7

Bruxismus und kraniomandibuläre Dysfunktionen

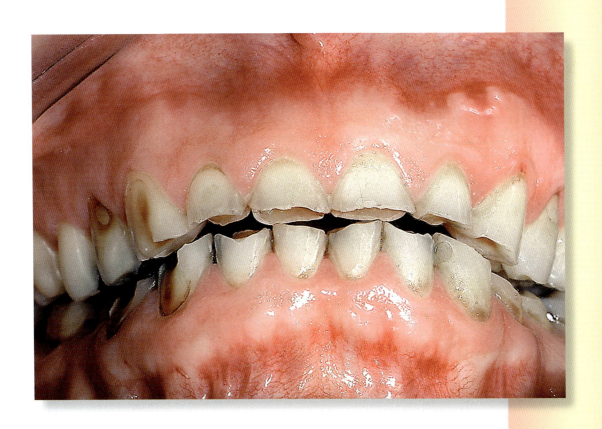

Bruxismus und kraniomandibuläre Dysfunktionen

Liegt der Anteil von Patienten, die einen Bruxismus aufweisen, mit 6 bis 20 % im Allgemeinen bereits relativ hoch, so steigt der Prozentsatz bei Patienten, die Anzeichen oder Symptome einer kraniomandibulären Dysfunktion (CMD) aufweisen, signifikant an: Hier sind circa 70 % von Bruxismus betroffen.[38]

Sicherlich ist dies einer der Gründe für den häufig gesehenen Zusammenhang zwischen Bruxismus und kraniomandibulärer Dysfunktion, so dass die beiden Krankheitsbilder häufig miteinander assoziiert werden.

Eine CMD geht meist mit schmerzhaften Symptomen einher, die das Hauptmotiv für die Vorstellung des Patienten in der Sprechstunde sind. Man spricht daher von schmerzhaften kraniomandibulären Dysfunktionen.[65]

Im Grunde genommen muss zwischen zwei verschiedenen klinischen Situationen unterschieden werden:

- Einerseits kann es sich um einen Patienten handeln, der gleichzeitig Symptome einer schmerzhaften CMD und Bruxismusgewohnheiten angibt: In solchen Fällen ist eine sorgfältige Untersuchung des kraniomandibulären Systems indiziert, um eine genaue Diagnose der temporomandibulären Fehlfunktion stellen zu können. Im Rahmen dieser Dysfunktion kann man den Typ des Bruxismus bewerten und seine Beteiligung einschätzen. Hierzu ist ein aufmerksames Anamnesegespräch zu führen, gefolgt von der üblichen klinischen Untersuchung des Kauapparates.
- Andererseits erfolgt im Falle eines Bruxismus ohne eine vom Patienten angegebene kraniomandibuläre Dysfunktion eine genaue Suche nach Anzeichen für eine schmerzhafte CMD, um sicherzustellen, dass nur die Parafunktion vorliegt.

Diese Beobachtungen führen zur Frage nach dem Zusammenhang zwischen Bruxismus und schmerzhafter CMD.

Eine ganze Anzahl pathologischer Symptome im Bereich des Kauapparates wurden mit dem Bruxismus in Verbindung gebracht: dentale Abnutzung, Knochenabbau, Malokklusion, dentale Risse, prothetische Frakturen, aber auch Muskelhypertrophie, Gelenkschmerzen, Muskelverspannungen, Gelenkgeräusche, artikuläre Überlastung und Remodellierung sowie Kopfschmerzen.[66] Es ist denkbar, dass Pressen im Bereich des Kiefergelenks zu einer Abnahme der intraartikulären Synovia und einem Anstieg der Verspannungen führt, wodurch Schmerzen hervorgerufen werden, während beim Knirschen eine bessere Lubrifikation und Kraftverteilung möglich ist.

Auch wenn es üblich ist, für kraniomandibuläre Dysfunktionen von einem multifaktoriellen Ursprung auszugehen, ist die Ätiologie immer noch unscharf formuliert und wird viel diskutiert. Laskin nahm in seiner psychophysiologischen Theorie Muskelkrämpfe als Ursache für die CMD an. Er ging davon aus, dass der Bruxismus, ob pressend oder knirschend, eine muskuläre Erschöpfung bewirkt und damit einen Spasmus hervorruft. Demnach würde das Phänomen durch die Muskelaktivität unterstützt.[32] Die Vorstellungen haben sich inzwischen weiterentwickelt und andere Untersuchungen[47] konnten zeigen, dass Schmerz unterschiedlichen Ursprungs Ursache und nicht Folgeerscheinung der Muskelaktivität ist.

Die Mehrheit der Patienten mit nächtlichem Bruxismus empfindet keine Schmerzen, da ihre Muskulatur an die „Anstrengung" gewöhnt ist.[12] Eventuell auftretender Schmerz beruht auf Mikrotraumen solcher Muskelfasern, die ausgedehnten Kontraktionen ausgesetzt waren.[47]

In einer Studie[79] wurde versucht, den Zusammenhang zwischen verschiedenen parafunktionellen Typen und der Schmerzintensität bei Patienten mit einer schmerzhaften CMD zu festzustellen. Diese Arbeit zeigt das Fehlen eines signifikanten Zusammenhangs zwischen Bruxismus und Schmerzen im Bereich des Kauapparates.

Nach einer aktuelleren Hypothese ist die motorische Aktivität bei Schmerzen reduziert, um die Strukturen des Kauapparates zu schützen.[47]

Fallbeispiel 1

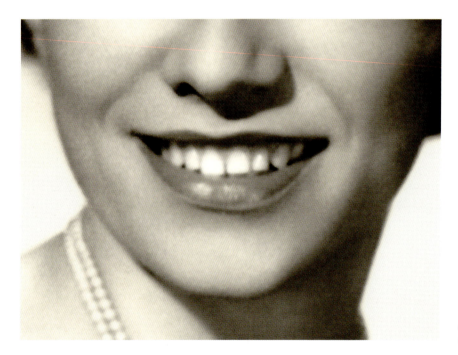

Abb. 7-1 Lachbild der Patientin im Alter von 25 Jahren.

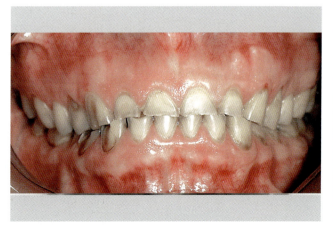
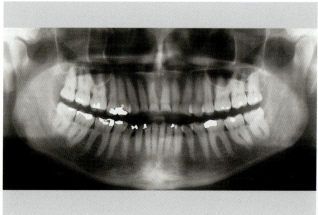

Abb. 7-2 Dieselbe Patientin 20 Jahre später: Generalisierte bruxismusbedingte Abrasionen zu denen sich schmerzhafte muskuläre Verspannungen (Hals-, Masseter- und Temporalismuskulatur), Kopfschmerzen und eine eingeschränkte Unterkiefermobilität gesellen. Wunsch nach ästhetischer und funktioneller Rehabilitierung.

Bruxismus und kraniomandibuläre Dysfunktionen **7**

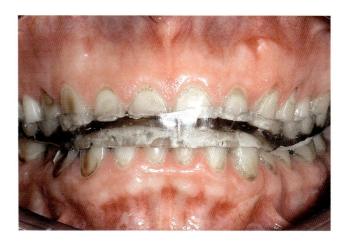

Abb. 7-3 Die Patientin hat für 6 Monate eine Entlastungsschiene getragen. Ratschläge für eine Verhaltensänderung waren gegeben worden, um eine Wahrnehmung der Parafunktionen zu bewirken. Abnahme der Schmerzanzeichen, verbesserte Koordination der Unterkieferbewegungen.

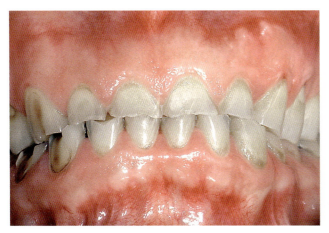
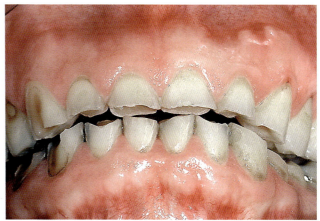

Abb. 7-4 und 7-5 Umstellung von der maximalen Interkuspidation in eine therapeutische kraniomandibuläre Position (zentrische Kondylenposition).

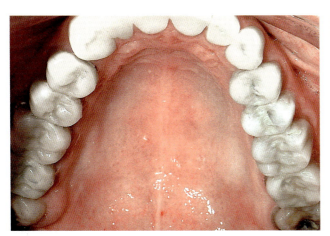
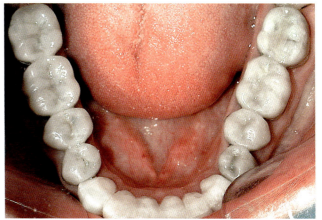

Abb. 7-6 Die eingesetzten provisorischen Kronen übernehmen die Rolle der Schiene. Ästhetik, Funktion und Vertikaldimension können so gestestet werden.

7 Bruxismus und kraniomandibuläre Dysfunktionen

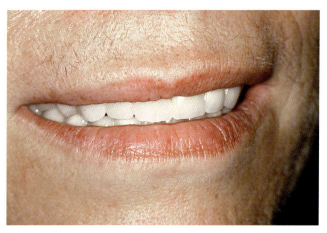 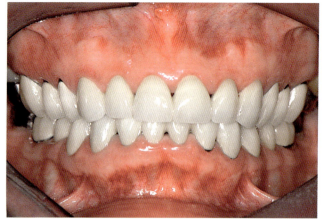

Abb. 7-7 und 7-8   Die eingesetzten definitiven Kronen (Labor: Y. Pebayle).

Abb. 7-9 bis 7-12   Klinisches Bild und Röntgenaufnahme nach 22 Jahren: Frakturen einiger prothetischer Elemente. Persistierender episodischer Bruxismus.

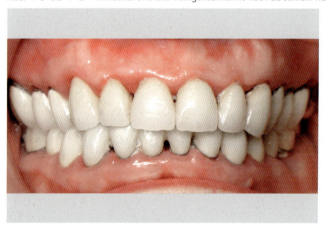 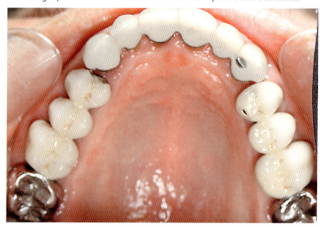

Abb. 7-9   Abb. 7-10

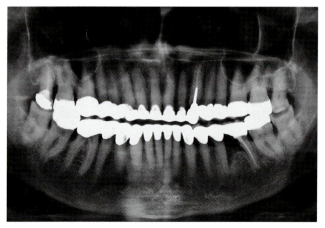 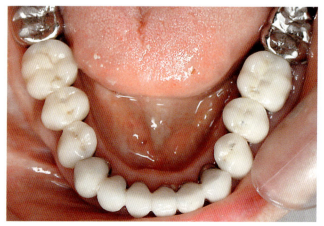

Abb. 7-11   Abb. 7-12

Fallbeispiel 2

Abb. 7-13 bis 7-15 *30-jährige Patientin, die aufgrund eines reversibel verlagerten Diskus in Verbindung mit einem gravierenden pressenden Bruxismus Schmerzen im Bereich des rechten und linken Kiefergelenkes hat. An der prothetischen Versorgung zeigen sich Frakturen. Es besteht der Wunsch nach Schmerzlinderung und ästhetischer Wiederherstellung. Das therapeutische Vorgehen bestand aus der Einbeziehung der Verhaltenspsychologie, dem Tragen einer Schiene in vorverlagerter Unterkieferposition sowie der prothetischen Versorgung und dem anschließenden Tragen einer Okklusionsschiene.*

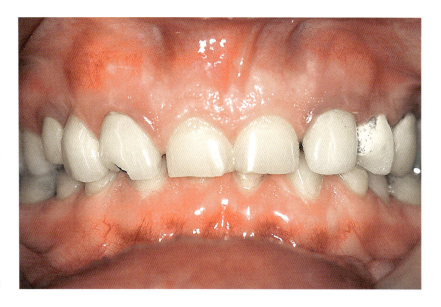

Abb. 7-13

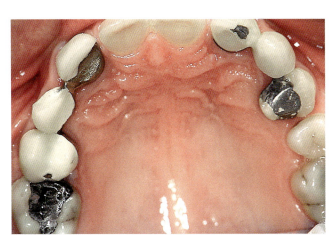

Abb. 7-14

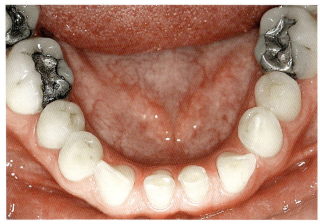

Abb. 7-15

Abb. 7-16 bis 7-19 *Die prothetische Restauration nach 10 Jahren: Die Episoden des Pressens und die bilateralen Gelenkgeräusche bestehen bei gelinderter Schmerzsymptomatik weiter (Labor: P. Mourlan).*

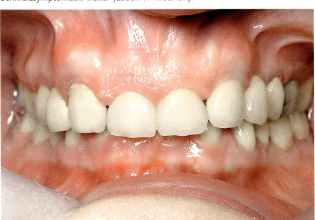

Abb. 7-16

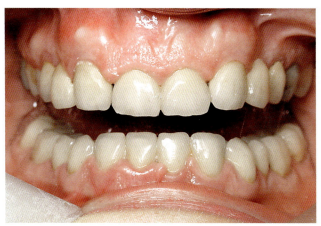

Abb. 7-17

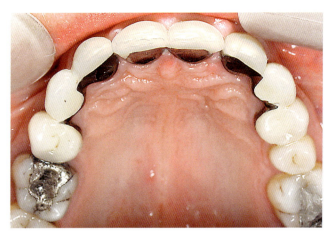
Abb. 7-18

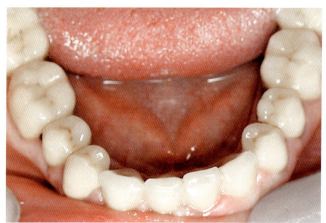
Abb. 7-19

Die meisten Studien, die von einem eventuellen Zusammenhang zwischen Bruxismus und CMD ausgehen, beschäftigen sich mit dem Bruxismus des Schlafes, der sich im Wesentlichen in Form von Knirschgewohnheiten bemerkbar macht, während der Bruxismus des Wachzustandes sich vor allem als Aufeinanderpressen der Ober- und Unterkieferzähne äußert.

Durch eine Analyse der nichtfunktionellen Zahnkontakte[9] kann bei Patienten mit vorzugsweise muskulären Gesichtsschmerzen eine im Vergleich zur gesunden Vergleichsgruppe viermal so hohe Frequenz täglicher Kontakte und ein gleichzeitig höheres Stressniveau festgestellt werden. Aufgrund der Tatsache, dass Patienten mit myogenen fazialen Schmerzen wesentlich häufiger und länger nichtfunktionelle Kontakte aufweisen, könnte man das Pressen der Zähne im Wachzustand als einen ätiologischen Kofaktor für orofaziale Schmerzen mit muskulärem Ursprung ansehen.[9]

Wenn die Meinung, das Bruxismus beim Auftreten und Unterstützen von kraniomandibulären Dysfunktionen eine Rolle spiele, weit verbreitet ist, so liegt das ohne Zweifel an der Tatsache, dass bei vielen Patienten zugleich Anzeichen einer Dysfunktion und eines Bruxismus vorhanden sind.[43] Die maßgeblichen Studien lehnen einen kausalen Zusammenhang mit Folgewirkung jedoch ab, und zeigen, dass Bruxismus und temporomandibuläre Dysfunktionen bei vielen Patienten gemeinsam vorliegen und als zwei koexistierende Phänomene angesehen werden sollten (Abb. 7-1 bis Abb. 7-12 und Abb. 7-13 bis Abb. 7-19).[15, 23, 43]

Nachsorge und Perspektiven

8

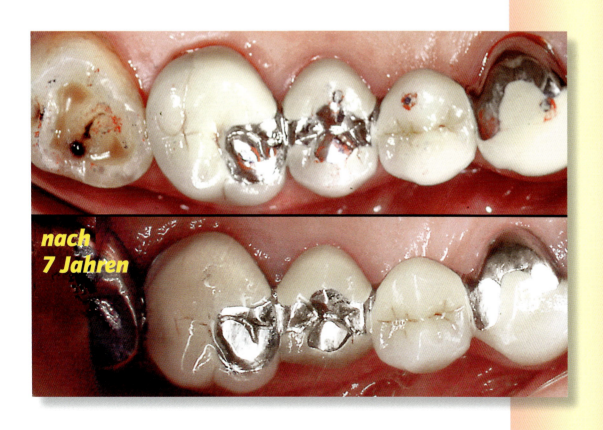

nach 7 Jahren

Nachsorge und Perspektiven

In seinen Auswirkungen hauptsächlich im Bereich des Kauapparates und besonders der Zähne manifest, hat Bruxismus einen zentralen Ursprung. Unsere therapeutischen Möglichkeiten sind hier jedoch eingeschränkt und können lediglich auf eine Reduktion der Bruxismusgewohnheiten abzielen. Dementsprechend sind wir auf protektive und restaurative Maßnahmen beschränkt, ohne dass die Möglichkeit einer kausalen Therapie gegeben ist.
Infolge der nicht eindeutig definierten Ätiologie widmet sich die Behandlung der Patienten lediglich den Auswirkungen des Bruxismus.

Der abhängig von den Aggressionserlebnissen der Patienten schwankende Charakter der Bruxismusepisoden, die verschiedenen Bruxismustypen (im Allgemeinen Knirschen und Pressen) sowie die unterschiedlichen Zeitpunkte (Bruxismus des Wachzustandes und des Schlafes) gestalten die präzise Diagnose, die Wahl des einzuschlagenden Therapieweges und vor allem die Prognose schwierig.

Die Fähigkeit des Patienten, sich seiner Parafunktionen bewusst zu werden und sie so weit wie möglich einzuschränken, ist der Schlüsselfaktor. Diese Wahrnehmung wird durch eine umfangreiche Aufklärung und eine empathische Begleitung des Patienten möglich, der dadurch zum Ko-Therapeuten avanciert. Alles sollte zu einer Verbesserung der Angewohnheiten des Patienten beitragen, um so die Stressauswirkungen zu reduzieren. Die Behandlung solcher Risikopatienten setzt sich aus einer Präventionsphase, gegebenenfalls aus einem rekonstruktiven Abschnitt und immer aus einer Kontrollphase zusammen.

Während der präventiven Phase werden dem Patienten diejenigen Informationen gegeben, die notwendig sind, um sämtliche Faktoren, die eine Aktivierung des Bruxismus begünstigen, zu limitieren. Auch wenn dieser von Zeit zu Zeit die Tendenz zeigt nachzulassen, ist er stets vorhanden, und bricht in Abhängigkeit von plötzlichen Erlebnissen wieder hervor.

Aus diesem Grund sollten die Patienten einer aufmerksamen und regelmäßigen Überwachung unterliegen. Sie ermöglicht es, die Folgen des Bruxismus einzuschätzen und die pathologischen Auswirkungen auf die Zähne zu korrigieren (Abb. 8-1 bis Abb. 8-3).

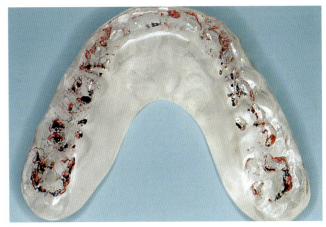

Abb. 8-1 Aufbissschiene für eine Patientin nach prothetischer Rekonstruktion der Front.

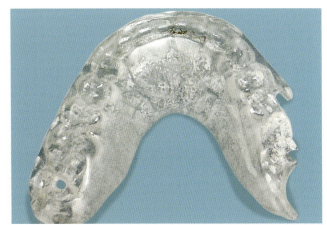

Abb. 8-2 Dieselbe Schiene 3 Jahre später.

8 Nachsorge und Perspektiven

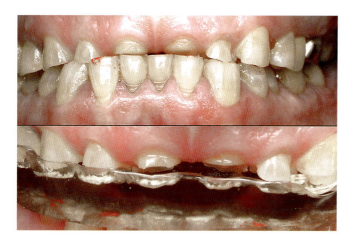

Abb. 8-3 Die Patientin der Abbildungen 6-5 und 6-6. Die 6 Jahre zuvor angefertigte Schiene wird nur nachts getragen. Die Abnutzung der Inzisivi belegt den unkontrollierten Bruxismus am Tage.

Schlussfolgerungen

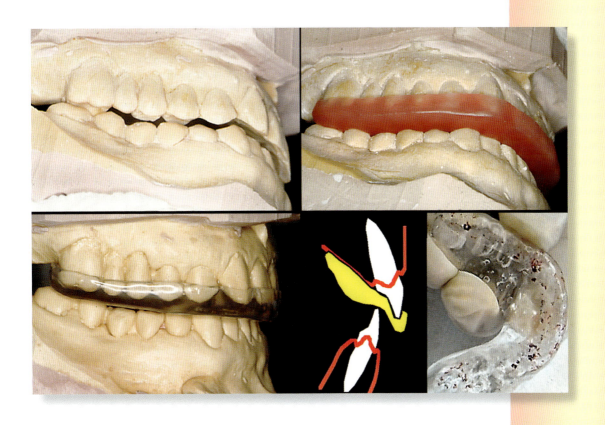

Schlussfolgerungen

Vor dem Beginn der prothetischen Behandlung eines Bruxismuspatienten sollte sich der Zahnarzt immer die Frage stellen, ob der Nutzen, den der Patient aus der Behandlung zieht, größer ist als das Risiko, das er eingeht, wenn versucht würde, die Ausgangssituation beizubehalten. Wenn der Patient einen Behandlungswunsch äußert, ist dies vor allem bei minimalem oder mittlerem Destruktionsgrad wichtig. Grundsätzlich sollte man die Grenzen, in denen man sich bewegen muss, kennen.

Die Einschätzung der Patientenmotivation ist vor allem für die Entscheidungsfindung grundlegend. Der Patient muss sein Anliegen sehr klar formulieren. Dieses gründet sich im Wesentlichen auf ästhetische Vorstellungen (am häufigsten) und funktionelle Einschränkungen.

> Unabdingbare Voraussetzung für den Beginn einer prothetischen Behandlung ist, dass der Patient seine uneingeschränkte Zustimmung zu der vorgeschlagenen Therapie gegeben hat, und zwar zum Behandlungsablauf ebenso wie in Bezug auf die Prognose: die Absicherung des Verlaufes der prothetischen Behandlung ist ein Risiko, dass mit dem Patienten gemeinsam getragen werden sollte.

Richtlinien für den Patienten:

1. Uneingeschränktes Einverständnis des Patienten mit dem Behandlungsablauf *und* der Prognose, insbesondere mit der Tatsache, dass im Laufe der Zeit Schäden auftreten werden.
2. Rigorose Behandlung der okklusalen Symptomatik: Dabei müssen die Ästhetik und die Langlebigkeit des Zahnersatzes miteinander in Einklang gebracht werden (z. B. Kompromisse bei der Materialwahl).
3. Langzeitschutz:
   - Tragen einer Okklusionsschiene nach Abschluss der Behandlung,
   - aufmerksame Verhaltenskontrolle,
   - regelmäßige Nachsorge.

Immer besteht die Gefahr, dass der Patient aufgrund seiner Erfahrungen mit der Schiene oder der prothetischen Versorgung sein Interesse von einer ganzheitlichen Behandlung des Bruxismus ab und einer rein physischen Behandlung zuwendet. Dann droht die Verweigerung aller übrigen Behandlungsansätze, insbesondere der Verhaltenskontrolle, die jedoch unverzichtbar ist.[29]

Man sollte sich immer vor Augen halten, dass die Therapie in einigen Fällen „eine Aneinanderreihung von Misserfolgen ist, und der Patient die systematische Zerstörung fortsetzen wird."

Literaturverzeichnis

1. Ahlberg K, Ahlberg J, Kononen M, Partinene M, Lindholm H, Savolainen A. Reported bruxism and stress experience in media personal with or without irregular shift work. Acta Odontol Scand. 2003 ; 61 : 315-318.
2. Bader G, Léger D. Pourquoi et comment dort-on ? Douleur et Analgésie. 2003 ; 16 (2) : 63-69.
3. Bragger U, Aeschlimann S, Burgin W, Hammerle CH, Lang NP. Biological and technical complications and failures with fixed partial dentures (FPD) on implants and teeth after four to five years of function. Clin Oral Implants Res. 2001 Feb ; 12 (1) : 26-34.
4. Brocard D. Occlusion et implants. In : Orthlieb J-D, Brocard D, Schittly J, Manière A, éd. Occlusodontie pratique. Paris : CdP ; 2000. p. 85-94.
5. Brocard D, Laluque JF. Bruxisme et prothèse conjointe : quelles attitudes avoir ? Cah Prothèse. 1997 11/1997 (100) : 93-106.
6. Brocard D, Laluque JF. Occlusion en prothèse fixée sur implants. Cah Prothèse. 2004 (128) : 65-72.
7. Carlsson GE, Egermark I, Magnusson T. Predictors of bruxism, other oral parafunctions, and tooth wear over a 20-year follow-up period. J Orofac Pain. 2003 ; 17 (1) : 50-57.
8. Chapotat B, Lin JS, Robin O, Jouvet M. Bruxisme du sommeil : aspects fondamentaux et cliniques. J Parodontol Implant Orale. 1999 ; 18 (3) : 277-289.
9. Chen C-Y, Palla S, Erni S, Sieber M, Gallo LM. Nonfunctional tooth contact in healthy controls and patients with myogenous facial pain. J Orofac Pain. 2007 ; 21 (3) : 185-193.
10. Clayton JA, Simonet PF. L'occlusion en prothèse ostéo-intégrée. Cah Prothèse. 1990 (72) : 115-138.
11. Collège National d'Occlusodontologie. Lexique. Paris : Quintessence International ; 2001.
12. Dao TT, Lund JP, Lavigne GJ Comparison of pain and quality of life in bruxers and patients with myofascial pain of the masticatory muscles. J Orofac Pain. 1994 ; 8 (4) : 350-356.
13. Dawson PE. Les problèmes de l'occlusion. Évaluation, diagnostic et traitement. Paris : J Prélat ; 1977.
14. Dawson PE. Occlusion clinique. Évaluation, diagnostic et traitement. Paris : CdP ; 1991.
15. De Meyer MD, De Boever JA. Le rôle du bruxisme dans l'apparition des troubles temporomandibulaires. Rev. belge méd. dent. 1997 ; 52 (4) : 124-138.
16. De Laat A. Gouttières occlusales et repositionneurs : aspects neuro-physiologiques. 1989 ; Paris : Collège national d'occlusodontologie ; 1989. p. 1-8.
17. Dworkin SF, Le Resche L. Research diagnostic criteria for temporomandibular disorders : review, criteria, examinations and specifications, critique. J Craniomandib Disord Facial Oral Pain. 1992 ; 6 (4) : 301-355.
18. Ekfeldt A, Christiansson U, Eriksson T, Linden U, Lundqvist S, Rundcrantz T, et al. A retrospective analysis of factors associated with multiple implant failures in maxillae. Clin Oral Implants Res. 2001 Oct ; 12 (5) : 462-467.
19. Fleiter B. Agir sur les comportements nocifs. Bruxisme : quelle prise en charge ? 2005 ; Paris : ADF ; 2005. p. 64-65.
20. Frost HM. A 2003 update of bone physiology and Wolff's Law for clinicians. Angle Orthod. 2004 Feb ; 74 (1) : 3-15.
21. Gibbs CH, Mahan PE, Lundeen HC, Brehnan K, Walsh EK, Holbrook WB. Occlusal forces during chewing and swallowing as measured by sound transmission. J Prosthet Dent. 1981 ; 46 (4) : 443-449.
22. Glaros AG. Incidence of diurnal and nocturnal bruxism. J Prosthet Dent. 1981 ; 45 (5) : 545-549.
23. Goulet JP, Lund JP, Montplaisir JY, Lavigne GJ Daily clenching, nocturnal bruxism, and stress and their association with TMD symptoms. J Orofac Pain [abstract]. 1993 ; 7 : 120.
24. Gourdon AM, Woda A. Usure dentaire et contacts occlusaux. Cah Prothèse. 1983 (43) : 91-114.
25. Hublin C, Kaprio J Genetic aspects and genetic epidemiology of parasomnias. Sleep Med Rev. 2003 ; 7 (5) : 413-421.
26. Isidor F. Loss of osseointegration caused by occlusal load of oral implants. A clinical and radiographic study in monkeys. Clin Oral Implants Res. 1996 ; 7 : 143-152.
27. Isidor F. Histological evaluation of peri-implant bone at implants subjected to occlusal overload or plaque accumulation. Clin Oral Implants Res. 1997 ; 8 : 1-9.

28. Kato T, Thie NM, Huynh N, Miyawaki S, Lavigne GJ Topical review : sleep bruxism and the role of peripheral sensory influences. J Orofac Pain. 2003 ; 17 (3) : 191-213.
29. Knellesen C. Bruxisme et prothèse : pronostic. Changer l'occlusion ? Risque et bénéfice thérapeutique. Toulouse : Collège national d'occlusodontologie ; 2005.
30. Kois JC. Rétablir ou modifier la dimension verticale : les controverses. La dimension verticale : mythes et limites ; 1995 ; Paris : Collège national d'occlusodontologie ; 1995. p. 185-198.
31. Laluque JF, Brocard D. Bruxisme et fonctions masticatrices. Real Clin. 2005 ; 16 (1) : 21-28.
32. Laskin DM. Etiology of the pain-dysfunction syndrome. J Am Dent Assoc. 1969 ; 79 (1) : 147-153.
33. Lasserre JF. Recherches sur l'usure dentaire et évaluation « in vitro » de biomatériaux restaurateurs avec le simulateur d'usure UVSB2 [thèse d'université] : Bordeaux 2 ; 2003.
34. Laurent M, Laborde G, Orthlieb J-D. Choix et enregistrement de la position de référence. In : Orthlieb J-D, Brocard D, Schittly J, Manière A, éd. Occlusodontie pratique. Paris : CdP ; 2000. p. 79-84.
35. Lauret JF, Legall M. La mastication, une réalité oubliée par l'occlusodontologie ? Cah Prothèse. 1997 (85) : 31-50.
36. Lavigne GJ, Brousseau M, Montplaisir JY, Mayer P. Douleurs et troubles du sommeil. In : Lund JP, éd. Douleurs orofaciales. Paris : Quintessence International ; 2004. p. 151-162.
37. Lavigne GJ, Goulet JP, Morisson F, Montplaisir JY. Le bruxisme, un vieux problème vu sous une perspective nouvelle. Réalités Cliniques. 1994 ; 5 (2) : 199-207.
38. Lavigne GJ, Montplaisir JY. Bruxism : epidemiology, diagnosis, pathophysiology and pharmacology. In : Fricton JR, Dubner R, ed. orofacial Pain and Temporomandibular Disorders. New York : Raven Press ; 1995. p. 387-404.
39. Lavigne GJ, Rompre PH, Montplaisir JY. Sleep bruxism : validity of clinical research diagnostic criteria in a controlled polysomnographic study. J Dent Res. 1996 ; 75 (1) : 546-552.
40. Lee R. Anterior guidance. In : Lundeen HC, Gibbs CH, ed. Advances in occlusion. Boston Bristol London : John Wright ; 1982. p. 51-79.
41. Lindquist LW, Carlsson GE, Jemt T. A prospective 15-year follow-up study of mandibular fixed prostheses supported by osseointegrated implants. Clinical results and marginal bone loss. Clin Oral Implants Res. 1996 ; 7 (4) : 329-336.
42. Lobbezoo F, Brouwers JE, Cune MS, Naeije M. Dental implants in patients with bruxing habits. J Oral Rehabil. 2006 ; 33 (2) : 152-159.
43. Lobbezoo F, Lavigne GJ Do bruxism and temporomandibular disorders have a cause-and-effect relationship ? J Orofac Pain. 1997 ; 11 (1) : 15-23.
44. Lobbezoo F, Naeije M. Bruxism is mainly regulated centrally, not peripherally. J Oral Rehabil. 2001 ; 28 (12) : 1085-1091.
45. Lobbezoo F, van Denderen RJ, Verheij JG, Naeije M. Reports of SSRI-associated bruxism in the family physician's office. J Orofac Pain. 2001 ; 15 (4) : 340-346.
46. Lobbezoo F, Van Der Zaag J, Naeije M. Bruxism : its multiple causes and its effects on dental implants - an updated review. J Oral Rehabil. 2006 ; 33 (4) : 293-300.
47. Lund JP, Clavelou P. Rapports entre les fonctions musculaires et la douleur myofasciale dans le dysfonctionnement temporomandibulaire et certains syndromes apparentés. Real Clin. 1994 ; 5 (2) : 187-198.
48. Marie MM, Pietkiewicz M. La bruxomanie. Rev Stomatologie. 1907 ; 14 : 107-116.
49. Melsen B, Lang NP. Biological reactions of alveolar bone to orthodontic loading of oral implants. Clin Oral Implants Res. 2001 ; 12 (2) : 144-152.
50. Misch CE. The effect of bruxism on treatment planning for dental implants. Dent Today. 2002 ; 21 (9) : 76-81.
51. Misch CE, Suzuki JB, Misch-Dietsh FM, Bidez MW. A positive correlation between occlusal trauma and peri-implant bone loss : literature support. Implant Dent. 2005 ; 14 (2) : 108-116.
52. Miyata T, Kobayashi Y, Araki H, Ohto T, Shin K. The influence of controlled occlusal overload on peri-implant tissue. Part 3 : A histologic study in monkeys. Int J Oral Maxillofac Implants. 2000 ; 15 (3) : 425-431.
53. Nilner M. Relationships between oral parafunctions and functional disturbances and diseases of the stomatognathic system among children aged 7-14 years. Acta Odontol Scand. 1983 ; 41 (3) : 167-172.
54. Okeson JP. orofacial Pain. Guidelines for assessment, diagnosis, and management. Chicago, Berlin, London, Tokyo : Quintessence Publishing Co, Inc ; 1996.
55. Orthlieb J-D, Bezzina S, Preckel EB. Le plan de traitement et les 8 critères occlusaux de reconstruction (OCTA). Synergie prothétique. 2001 ; 3 (2) : 87-97.
56. Palla S. La dimension verticale : les connaissances et les incertitudes. La dimension verticale : mythes et limites ; 1995 ; Paris : Collège national d'occlusodontologie ; 1995. p. 3-12.
57. Piattelli A, Corigliano M, Scarano A, Quaranta M. Bone reactions to early occlusal loading of two-stage titanium plasma-sprayed implants : a pilot study in monkeys. Int J Periodontics Restorative Dent. 1997 ; 17 (2) : 162-169.
58. Piattelli A, Piattelli M, Scarano A, Montesani L. Light and scanning electron microscopic report of four fractured implants. Int J Oral Maxillofac Implants. 1998 ; 13 (4) : 561-564.
59. Pionchon P, Joubert E. La fonction de l'entretien clinique avec le malade souffrant d'ADAM. Réalités cliniques. 1996 ; 7 (2) : 159-175.

60. Ramfjord SP, Ash MM. Occlusion. Philadelphie : W.B. Saunders Company ; 1966.
61. Rangert B, Krogh PH, Langer B, Van Roekel N. Bending overload and implant fracture : a retrospective clinical analysis. Int J Oral Maxillofac Implants. 1995 ; 10 (3) : 326-334.
62. Renouard F, Rangert B. Facteurs de risque et traitements implantaires. Évaluation clinique et approche rationnelle. Paris : Quintessence International ; 1999.
63. Rifai K. Association bruxisme-céphalée dans une population de patients dysfonctionnels ; étude rétrospective. Cah Prothèse. 2003 (122) : 55-59.
64. Rivera-Morales WC, Mohl ND. Relationship of occlusal vertical dimension to the health of the masticatory system. J Prosthet Dent. 1991 ; 65 (4) : 547-553.
65. Rozencweig D. Algies et dysfonctionnements de l'appareil manducateur. Paris : CdP ; 1994.
66. Rugh JD. Association between bruxism and TMD. In : McNeill C, ed. Current controversies in temporomandibular disorders. Chicago : Quintessence Publishing ; 1992. p. 29-31.
67. Rugh JD, Barghi N, Drago CJ Experimental occlusal discrepancies and nocturnal bruxism. J Prosthet Dent. 1984 ; 51 : 548-553.
68. Rugh JD, Ohrbach R. Occlusal parafunction. In : Mohl ND, Zarb GA, Carlsson GE, Rugh JD, ed. A textbook of occlusion. Chicago : Quintessence Publishing ; 1988. p. 249-261.
69. Rugh JD, Solberg WK. Psychological implications in temporomandibular pain and dysfunction. Oral Science Review. 1976 ; 7 : 3-30.
70. Rugh JD, Solberg WK. Psychological implications in temporomandibular pain and dysfunction. In : Zarb GA, Carlsson GE, ed. Temporomandibular joint : function and dysfunction. Copenhagen : Munskgaard ; 1979. p. 239-268.
71. Seligman DA, Pullinger AG. The degree to which dental attrition in modern society is a function of age and of canine contact. J Orofac Pain. 1995 ; 9 (4) : 266-275.
72. Slavicek R. Les principes de l'occlusion. Rev orthop dento-faciale. 1983 ; 17 (4) : 449-490.
73. Slavicek R. Réflexion sur les soi-disant parafonctions. Rev orthop dento-faciale. 1996 ; 30 : 75-78.
74. Solberg WK, Clark GT, Rugh JD. Nocturnal electromyographic evaluation of bruxism patients undergoing short term splint therapy. J Oral Rehabil. 1975 ; 2 (3) : 215-223.
75. Spear FM. Fundamental occlusal therapy considerations. In : McNeill C, ed. Science and practice of occlusion. Chicago : Quintessence Publishing Co ; 1997. p. 421-456.
76. Tosun T, Karabuda C, Cuhadaroglu C. Evaluation of sleep bruxism by polysomnographic analysis in patients with dental implants. Int J Oral Maxillofac Implants. 2003 ; 18 (2) : 286-292.
77. Trenouth MJ The relationship between bruxism and temporomandibular joint dysfunction as shown by computer analysis of nocturnal tooth contact patterns. J Oral Rehabil. 1979 ; 6 (1) : 81-87.
78. Unger F. Les gouttières occlusales et autres dispositifs interocclusaux. Paris : CdP ; 1995.
79. van der Meulen MJ, Lobbezoo F, Aartman IH, Naeije M. Self-reported oral parafunctions and pain intensity in temporomandibular disorder patients. J Orofac Pain. 2006 ; 20 (1) : 31-35.
80. van der Zaag J, Lobbezoo F, Van der Avoort PG, Wicks DJ, Hamburger HL, Naeije M. Effects of pergolide on severe sleep bruxism in a patient experiencing oral implant failure. J Oral Rehabil. 2007 ; 34 (5) : 317-322.
81. Van Selms MKA, Lobbezoo F, Wicks DJ, Hamburger HL, Naeije M. Craniomandibular pain, oral parafuncion, and psychological stress in a longitudianl case study. J Oral Rehabil. 2004 ; 31 : 738-745.
82. Velly-Miguel AM, Montplaisir JY, Rompre PH, Lund JP, Lavigne GJ Bruxism and other orofacial movements during sleep. J Craniomandib Disord Facial Oral Pain. 1992 ; 6 (1) : 71-81.
83. Watanabe T, Ichikawa K, Clark GT. Bruxism levels and daily behaviour : 3 weeks of measurement and correlation. J Orofac Pain. 2003 ; 17 : 65-73.
84. Williamson EH, Lundquist DO. Anterior guidance : its effect on EMG activity of the temporal and masseter muscles. J Prosthet Dent. 1983 ; 49 : 816-822.
85. Winocur E, Gavish A, Voikovitch M, Emodi-Perlman A, Eli I. Drugs and bruxism : a critical review. J Orofac Pain. 2003 ; 17 (2) : 99-111.
86. Woda A, Gourdon AM, Faraj M. Occlusal contacts and tooth wear. J Prosthet Dent. 1987 ; 57 (1) : 85-93.
87. Woda A, Vigneron P, Kay D. Nonfunctional and functional occlusal contacts : a review of the literature. J Prosthet Dent. 1979 ; 42 (3) : 335-341.

Sachregister

A
Abnutzung 21
    parafunktionelle 22
Abrasion 22
Aktivität, parafunktionelle 6 ff.
Angewohnheiten 80
Ansatz, dentaler 31 f.
Ansatz, pharmakologischer 31, 34
ästhetischer Rehabilitationswunsch 17
Ätiologie 11 f., 31
Attrition 22 f.

B
Behandlung 31 f., 34 f., 38, 41 f., 80
    prothetische 41, 83
Behandlungsplan 41
Belastung
    Pfeilerbelastung 64
    Überbelastung, mechanische 58
    unnatürliche 7
Botulinumtoxin 34
Bruxismus
    im Schlaf 7
    im Wachzustand 7
    primärer 8
    sekundärer 8

D
Definitionen 7
Diagnostik 21, 23, 28
    im Labor 28
Disklusion, posteriore 37, 44
Dopamin 11 f.
Dysfunktionen
    kraniomandibuläre 71, 76
    temporomandibuläre 76

E
Einschränkungen, funktionelle 31, 83
Erosion 22
Erschöpfung, muskuläre 71
Exkursionsbewegungen 44

F
Faktoren
    okklusale 11
    psycho(patho)logische 11, 15
    psychosoziale 11 f., 32
Frakturen, Risse, Sprünge 15, 21, 64, 68, 71

H
Hypertrophie
    muskuläre 24, 71
    der Kieferschließer 15, 21

I
Interkuspidationsposition (IKP) 37 f., 41, 45
    Erhalt der 47
    Modifikation der 53

K
Knirschen 15, 28, 31, 35, 64, 71, 80
Kontakte 38, 44
    nichtfunktionelle 76
    Okklusionskontakte 21, 44, 52, 68
    punktförmige 47
Kräfte 44, 46
    Querkräfte 64
    parafunktionelle 68
    Presskräfte 24
Kronenverlängerung 43, 45

L
Lamina dura 58

M
Material 65, 67 f.
Mikro-Wachepisode 8, 12
Muskelaktivität 44, 71
Muskelkrämpfe, Muskelverspannungen 71

O
Okklusalflächen
    keramische 68
    in Metall 46 f., 47, 52, 64
Okklusionsbeziehungen 41, 44
Okklusionsprinzipien 36, 41
Osseointegration 58, 64

P
Parafunktion
    Bewältigung der 34
    Wahrnehmung der 31
Parasomnie 7 f.
Pharmakologie 34
Präventionsphase 80
Pressen 7 f., 21, 28, 31, 35, 43, 46, 71, 76
    Unterkieferbewegungen bei starkem Pressen 68
Prognose 6 f., 31, 41, 83
Provisorien 46, 52
psychosoziale Verhaltenskomponenten 11

R
Referenzposition 41, 45
Reiben 7, 44
Relation, zentrische 68

Restauration
    implantatgetragene 58
    prothetische 47
Richtlinien 83
Risse, Sprünge, Frakturen 15, 21, 64, 68, 71

S
Schiene 35 ff.
Schutz 35, 38, 46
Serotonin 11 f.
Sprünge, Risse, Frakturen 15, 21, 64, 68, 71
Stress 11, 15, 32, 35
Stressventil, Bruxismus als 11
Symptome 15

U
Überwachung 80
Unterkieferbewegungen bei starkem Pressen 68
Untersuchung
    klinische 15 ff.
    polysomnographische 12, 28, 34

V
Verhalten 7, 21, 31, 58
    Verhaltensänderung (Umstellung des Verhaltens) 35, 73
    Verhaltensansatz (verhaltenstherapeutischer Ansatz) 32, 34
    Verhaltenskomponenten, psychosoziale 11
Verhaltenskontrolle 83
Verhaltenspsychologie 75
Verhaltensstörung 7
Verhaltenstherapie, psychologische 38
Vertikaldimension 41 f., 45, 52
    Anhebung der 43
    Erhalt der 47
    Modifikation der 53

Z
Zahnersatz, implantatgetragener 58
Zeichen 15
Zentrik 43
zentrische Kondylenposition (ZKP) 41, 45